双極性障害の診かたと治しかた

科学的根拠に基づく入門書

著

寺尾　岳

星和書店

Diagnosis and Treatment for Bipolar Disorder:
Evidence-based Introductory Book

by

Takeshi Terao, M.D.,Ph.D.

はじめに

　双極性障害は，うつ病と比較して知名度が低く，名前からして難しい雰囲気があり，敬遠されるようです。躁うつ病のことだと言えば，なるほどと言うことになりますが，実際には躁うつ病もあまり正しくは理解されておらず，少しでも正しく理解していただくためにこの本を上梓しました。

　できるだけ，科学的根拠に基づいて執筆したつもりですが，ところどころは私見も交えています。そのことは明記していますので，読者の方々はすべてを鵜呑みにするのではなく，納得できないところは吐き出してください。

　なお，理解を促進するために症例をいくつか提示しました。その内訳は，多くは患者の同意を得て公表したものを要約したものか，もしくは未公表で患者の同意を得たものですが，昔の症例で患者の同意を得ることが出来ず，個人情報を守るために患者属性を大きく改変したものもあります。

　本書の読み方ですが，第1章から第5章までは順に読んでいただくのが，理解が深まって良いと思います。第6章から第9章までは興味のあるところを拾い読みしていただいて構いません。

目次

はじめに iii

第1章 双極性障害（躁うつ病）とは 1

躁うつ病（双極性障害）の歴史と概念 3

「躁うつ病」という言葉の始まり 3

躁うつ病と双極性障害 4

基底状態と気質 5

第2章 双極性障害の診断 8

躁病エピソードの診断基準 8

軽躁病エピソードの診断基準 12

躁病エピソードと軽躁病エピソードの違い 13

抑うつエピソードの診断基準 14

双極Ⅰ型障害の診断基準 15

双極Ⅱ型障害の診断基準 16

第3章 「双極スペクトラム」という概念 18

双極スペクトラム概念の意義 18

アキスカルの双極スペクトラム 19

ガミーの双極スペクトラム 21

双極スペクトラムの見つけ方 22

3の法則（rule of three） 23

うつ病に占める双極スペクトラムの割合 24

双極スペクトラムへの薬物療法 24

心的エネルギー水準と双極スペクトラム（私の仮説） 25

第4章 双極性障害の特徴 27

双極性障害の発症年齢 27

双極Ⅰ型障害患者の経過 29

回復するまでの時間 29

回復してから5年後の再発率　30

混合状態　31

「混合性の特徴を伴う（DSM-5）」という特定用語　32

双極性障害患者の10年経過　33

自殺の危険性　34

認知症との関連　34

双極性障害の特徴とは　35

第5章　双極性障害の治療 — 37

薬物療法　37

双極性障害における薬物療法の戦略　37

気分安定薬　39

気分安定薬の3兄弟と妹　40

リチウム　42

リチウム中毒　47

リチウムの濃度管理　48

リチウムと併用しない方が良い薬　50

バルプロ酸　50

カルバマゼピン　52

ラモトリギン　54

非定型抗精神病薬　58

双極性障害患者の入院　61

第6章　日本うつ病学会の双極性障害治療ガイドラインと関連文献の紹介 — 62

躁病エピソードの治療　62

抑うつエピソードの治療　63

抗うつ薬併用の是非　64

維持療法の治療　65

維持療法を開始する時　66

維持療法の中止を考える時　66

リチウムの再発予防効果の予測因子　67

疫学研究　68

非定型抗精神病薬 vs. 気分安定薬：同じ土俵で直接比較した臨床研究　69

心理社会的療法　71

vi

第7章　妊婦や妊娠可能な女性に適した気分安定薬 73

第8章　光調整療法 75

暗闇療法とサングラス療法　75

環境光と抗うつ効果　79

第9章　実存的アプローチ 81

おわりに　84

文献　85

索引　91

第1章

双極性障害（躁うつ病）とは

　まずは，ご自分の今までの気分を振り返ってください。普段気分が安定して穏やかな人であっても，時に落ち込んだり，逆にハイになる時もあるでしょう。時には悔しさに涙したり，喜びに胸が打ち震えることもあると思います。しかし次の日には，あるいは遅くとも2，3日経つと再び普段の気分に戻ります。このように，気分の波は一時的なのが普通なのです。

　双極性障害（躁うつ病）では，気分の波が一時的なものではなく，長期間にわたって気分が落ち込んだり，あるいは上がったりします。気分の波の程度も，自分ではコントロールできないほど高く上がる躁状態（躁病エピソードとも言います），自分ではちょうど良いと思っていても周囲からはいつもより上がっていると判断される軽躁状態（軽躁病エピソードとも言います），そして苦しくつらい程度にまで落ち込む抑うつ状態（抑うつエピソードとも言います）を繰り返します。

　うつ病のことはよくご存じの方も多いでしょうが，躁病エピソードや軽躁病エピソードを起こさず抑うつエピソードだけが起こるものをうつ病（単極性うつ病や大うつ病性障害と同義です）と呼びます。以前は，双極性障害とうつ病を合わせて気分障害と呼んでいましたが，米国精神医学会の診断基準である DSM-5[1) からは気分障害の名称が削除されました。うつ病と双極性障害を別々のものとして扱おうという意見が優勢になって気

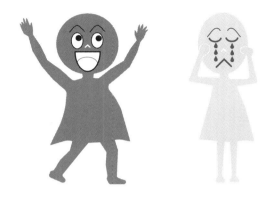

分障害という言葉が削除されたのです。しかし，私は後述しますように，うつ病と双極性障害が連続しているという考えをとっており，気分障害という言葉の削除の点に関しては反対の立場です。なお，ICD-11 では気分障害群というカテゴリーの中に双極性障害群と抑うつ障害群が入ることになりました。ICD ではまだ気分障害という言葉が生きているわけです。

　さてうつ病の発症率ですが，本邦では調査時点までの生涯に発症する確率（生涯有病率）は一般人口の 6.7% であり，米国では 16.6% でした[2]。性差としては，うつ病を発症する女性の割合は，男性の 2 倍に上ります。また，双極性障害の本邦における生涯有病率は 0.7% であり，米国では 3.9% でした[2]。うつ病と異なり，双極性障害を発症する割合には男女差がほとんどありません。うつ病も双極性障害も，本邦は米国よりも随分有病率が低いように報告されていますが，日本の自殺率が米国よりもずいぶん高いことを考慮すると，私は納得できません。自殺の背景にあるうつ病や双極性障害が米国よりも日本で少ないという統計は正しくなく，実際よりも過小に推計していると思うのです。このような有病率の調査は，ある地域を専門家が一軒一軒家庭訪問して調査していくのですが，日本においてはまだまだ精神科への偏見が強いために正直に申告していない人々がかなりおられるような気がします。したがって，日本におけるうつ病や双極

性障害の有病率は過小評価されている可能性が否定できません。

躁うつ病（双極性障害）の歴史と概念

気分が変調を来す病気は古くから認識されており，旧約聖書のサウル王の物語には抑うつ症候群が記載され，ホメロスの叙事詩イリアスにはアイアスの自殺の話が記載されています[3]。ギリシャ時代には，ヒポクラテスが精神障害に対してメランコリーとマニーという言葉を用い，黒胆汁が冷たくなり過剰になるとメランコリーが生じると考えましたが，マニーの概念は曖昧でした[3]。アリストテレスは黒胆汁の量が多すぎると抑うつ状態，黒胆汁が極度に熱せられると躁状態が引き起こされると考えました[4]。もっとも，この頃の躁状態の記載は錯乱状態に近いもので，必ずしも躁状態ではないという意見もあります。

ローマ時代には，アレタイオスが「マニー（躁）は行動が騒がしい。——生来，情熱的，刺激的，活発で無思慮，朗らか，子どもっぽい人である。正反対のメランコリーになりやすい人は，活気がなく，悲しげで，学習するのに時間はかかるが，仕事は我慢強くやるタイプである」と，躁とうつやその病前性格を対比して記載しています[4]。さらに，「以前にマニーであった人はメランコリーになりやすい。このことからメランコリーというのは，マニーの初め，またはその一部と思われる」と，同じ人に躁とうつが時期を違えて生じることを明確に述べており，アレタイオスは躁うつ病概念を最初に提唱したとされています[4]。

「躁うつ病」という言葉の始まり

中世の暗黒時代における精神医学の停滞を経て，17 世紀には気分が滅入る状態に depression という言葉が初めて使われました[3]。19 世紀まで

は，躁病とうつ病とはまったく異なると考える人も多かったのですが，ファルレはうつ病と躁病を交互に経験する状態を循環精神病と呼び，バイヤルジェは抑うつ状態から昏迷状態に陥り最終的には回復する重複型精神病の概念を提唱し，カールバウムは躁病とうつ病を同一疾患の過程として述べました[3]。

　躁うつ病という名称を初めて提唱したのは，ドイツの医学者のクレペリンです。1899 年の教科書第 6 版で躁うつ病について記載し，さらに 1913 年にその概念を広げて躁うつ病の概念を確立しました[3]。彼の言う躁うつ病は軽症のうつ状態から躁病までを含む広い概念で，単一の病的素因に由来する内因性疾患であり，躁とうつが挿話的に出現し周期的に経過するが，早発痴呆（以前は，精神分裂病と言われ，今では統合失調症に変更）と異なり，病相間欠期には完全に寛解するとされました[3]。

　クレペリンの躁うつ病概念では，躁病エピソードや抑うつエピソードのいずれか一種類を繰り返す単極性と，躁病エピソードも抑うつエピソードも生じる双極性を区別しておらず，後の時代の「気分障害」とほぼ同義でした。このような立場を躁うつ病一元論と呼びますが，これはあまりに広すぎるという批判もありました。しかしクレペリン自身も，今で言うところの抑うつエピソードだけを繰り返すうつ病と，躁病エピソードも抑うつエピソードも生じる双極性障害を一緒に扱って良いのか悩んでいたとも言われています。

躁うつ病と双極性障害

　1960 年代には，躁うつ病（今で言うところの気分障害）は双極性障害と単極性うつ病の二つに分けるべきという意見（二元論）が強くなりました。厳密に言うと，躁だけを繰り返す単極性躁病，躁うつを繰り返す双極

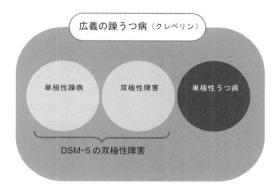

躁うつ病の概念

性障害，うつだけを繰り返す単極性うつ病の3つに分ける考え方（三元論）もありました。しかし，単極性躁病と双極性障害には発症率の性差，遺伝歴，病前性格，経過などに多くの共通点があることや，単極性躁病患者の経過を追うと多くの患者がその後の人生においてうつを生じたので，臨床的には単極性躁病の存在を重要視する必要がないとする二元論が強くなりました。しかし今でも，学問的に単極性躁病の存在すなわちその特異性を主張する研究者は少数ながら存在します。

いずれにせよこの時期を境に，今までひとくくりにされていた躁うつ病を双極性障害と単極性うつ病に分離する動きが出てきました。その後，1980年にDSM-Ⅲ（米国精神医学会）に「双極性障害」という名称が登場し，1992年のICD-10（WHO）にも双極性感情障害という若干異なる名称ですが，ほぼ同じ疾患概念を有する病名が明記されました。

基底状態と気質

先ほど述べたように，古代ギリシャ時代やローマ時代から躁やうつと呼ばれたものをクレペリンが躁うつ病として一括しました。この時に，クレ

ペリンは「基底状態」という概念を提出しました。その説明の文章の中で，「躁うつ病は発作をなして経過するが，それが現れるのは一般的には外部の影響を受けない」と記載し，このことから躁うつ病の原因は「発作が出ていない時にも存続するに違いない何かの病的な持続状態にある」とクレペリンは述べています。さらに，「絶えず比較的軽い障害が，一般的精神状態にずっと続いていて，このものは躁うつ病の症状のかすかな現れにあたる」と記載し，これを躁うつ病の「基底状態（Grundzustaende）」と名付けています。

基底状態には，抑うつ性素質，躁性素質，刺激性素質，循環性素質があり，この考えは現在の病前性格の考えと通底するものであり，素質を気質と置き換えればわかりやすいでしょう。それぞれ，抑うつ気質，発揚気質，焦燥気質，循環気質と読み替えることが可能です。例えば，いつもエネルギッシュで何があろうとも困難を乗り越えていくような発揚気質の人は双極性障害になりやすいと言われていますし，気分がころころ変わるような循環気質の人も双極性障害になりやすいと言われていますので，基底状態の概念と共通しています。

さて，クレペリンの考え方を引き継ぐ精神科医として，アキスカルが出てきました。彼自身が双極性障害に罹患しているということは良く知られており，彼が Journal of Affective Disorders の編集長だった頃，躁状態になるとたくさんの論文を受理して雑誌が厚くなり，うつ状態になると少ししか論文を受理せずに雑誌が薄くなるという，まことしやかな噂が流れました。私はアキスカルとギリシャでの学会で直接話をしましたが，とても気さくで人のよさそうな方で日本の学会に招聘する話を快諾してくれたにもかかわらず，その後，メールでのやり取りが突然途絶えてしまったのは残念です。同様の話は，他にもあります。いずれにせよ，アキスカルと双極性障害の親和性のためか，彼は基底状態のこともよくわかり，感情気

質を評価する尺度を自分でわざわざ作成したのです。この尺度は，Temperament Evaluation of Memphis, Pisa and San Diego-Autoquestionnaire (TEMPS-A) [5] と呼ばれており，世界各国で広く使用されています。

第**2**章

双極性障害の診断

躁病エピソードの診断基準

　現在，アメリカの精神医学会が作った診断基準である DSM-5 が広く使われていますので，この紹介をします。その概略を説明すると，双極性障害は I 型と II 型に分けられ，それぞれが躁病エピソードや軽躁病エピソードと抑うつエピソードから成り立ちます。なお，ICD-11 でもようやく双極 I 型と II 型の分類が採用されました。

　さて，躁病エピソードを診断する項目としてまず挙げられるのが，気分が異常かつ持続的に高揚し，開放的またはあるいは怒りっぽくなり，加えて活動が非常に亢進することが，少なくとも 1 週間，ほぼ毎日，1 日の大半において持続すること（入院治療が必要な場合はいかなる期間でもよい）です（A 項目）。活動の亢進という項目は DSM-IV までは存在せず，DSM-5 になって加わりましたので躁病エピソードを診断するのが少し厳しくなりました。いずれにせよ，正常範囲の一時的な気分変動とは異なり，普段とは異なる期間が少なくとも 1 週間，ほぼ毎日，1 日の大半において持続するというのが必要です。抑うつエピソードの診断基準では 2 週間ほぼ毎日ですが，躁病エピソードでは 1 週間（入院治療が必要な場合はいかなる期間でもよい）と異なります。

次に，以下に示すような躁病エピソードに特徴的な症状7つのうち3つ以上（気分が易怒性のみの場合は4つ以上）存在することです（B項目）。1つ目は自尊心の肥大，または誇大です。自分がものすごく偉くなったように感じます。2つ目は睡眠欲求の減少です。実際には2時間しか寝ていなくても，家族にそれでいいんだ，寝ていなくても大丈夫だと言い張ります。これは，うつ病の患者が，家族から見るとしっかり眠れているのに自分は全く寝ていないと不安がるのと対照的です。3つ目は普段より多弁になります。ひっきりなしにしゃべるし，しゃべり続けないといけないというような切迫感があります。4つ目は観念放逸です。いろいろな考えが浮かび続けて，ちょっとしたことで誘導されて次々と別の考えにいってしまいます。あるいは，いくつもの考えがせめぎ合い，複数の考えが勝手に頭に湧いてくる感じです。5つ目は文字通り注意散漫です。何かに集中できず，あれこれと注意が移ります。主婦であれば，食事が済んで食器を洗っている最中に，隣の部屋からのテレビの音声にひかれてテレビの前に行き，放送されている洗剤の宣伝を見て，洗濯をしようと思い立ち洗濯機を回し始めるようなことです。6つ目は目標指向性の活動の増加です。会社員なら仕事をバリバリし過ぎてしまうとか，学生なら勉強し過ぎるぐらいしてしまいます。同等の症状として，じっとしておられずイライラして動き回ったりする精神運動焦燥という症状もあります。7つ目に，困った結果に繋がる可能性が高い活動に熱中することです。制御の効かない買い漁り，支払いの算段もなしに200万円も300万円もする宝石や絵画をポンと買ってしまったり，高級車を無計画に買ってしまったりする人もいます。負けが込んでいるのに，借金しながらギャンブルを続ける人もいます。異性関係が非常に盛んになる人もいます。明らかに騙されているとわかっているのにお金を投資する，馬鹿げた事業投資もあります。正常な気分に戻ったときには「自分はなんて馬鹿なことをしたんだろう」と反省するのですが，躁病エピソードのときは，自分はまさに正しく素晴らしいことをしていると誤解してしまいます。

さらにC項目として，社会的または職業的機能に著しい障害を引き起こしている，あるいは入院が必要であるほど重篤である，または「精神病性の特徴」（すぐ後で説明します）を伴うという条件もつきます。このC項目と関連することとして，躁病エピソードと軽躁病エピソードの大きな違いは，著しい障害を引き起こすか否かです。躁病は，社会的または職業的機能に著しい障害を引き起こします。軽躁病エピソードは，はっきりとした障害が認められません。むしろ，その人のオリジナリティが発揮されて仕事がやりやすくなり，画家ならどんどん絵が描けるし，作曲家は次から次にメロディーが浮かんできます。軽躁病エピソードは本人にとっては非常に都合が良いのです。逆に，躁病エピソードは本人にとっても周囲の人にとっても非常にダメージが生じます。自分自身または周囲の人に害を及ぼすことを防ぐために入院が必要であるほど重篤な場合が多いのです。

　先ほど出てきた「精神病性の特徴」という言葉はわかりにくいかもしれませんが，しばしば統合失調症などの精神病に生じる幻覚や妄想のことで，これらが双極性障害にも起こりえます。幻覚には，周囲に誰もいないのに声が聴こえる幻聴，実際にはないものや人が見える幻視があります。妄想は，現実にはあり得ないことを固く信じ込んでいる思考です。そんなことはないよと周囲に説得されても，聞く耳を持ちません。このような幻覚や妄想を「精神病性の特徴」と呼ぶのです。なお，幻覚や妄想があくまでも躁病エピソードや抑うつエピソードの期間中に生じた場合には，これらのエピソードの症状と解釈します。統合失調症など精神病の診断が合併すると考えるわけではないのです。しかし，幻覚や妄想が現実検討を大きく損なうものであるがゆえに，このような症状が生じた場合には躁病エピソードや抑うつエピソードが重篤であるという目印にもなります。

　最後にD項目は，躁病エピソードが物質の生理学的作用または他の医学的疾患によるものではないという条件です。物質の生理学的作用とは，

具体的には薬物や医薬品，他の治療の作用によるものではないということです。例えばステロイドによって躁状態が惹起されることがありますが，これは双極性障害の躁病エピソードとは診断せずに，物質・医薬品誘発性の双極性障害として別扱いしましょうということです。実はDSM-Ⅳまでは抗うつ薬による治療を行っている最中に躁転すると，物質・医薬品誘発性の気分障害と診断し，双極性障害とは別ものとしていました。躁転したのは患者自身の問題ではなく，物質が引き起こした躁状態と考えて，あえて双極性障害とは診断しない立場をとっていたのです。しかしDSM-5では，抗うつ薬服用中に躁状態や軽躁状態が現れた場合で抗うつ薬の効果を超えて続く（中止しただけでは治らない）ようであれば，双極性障害と診断することになりました。抗うつ薬を指示通りに服用して躁転する人は，そもそも多くありませんし，仮に抗うつ薬が原因であれば，それを止めると良くなるはずです。でも良くならないことが多い。良くならないということは，そもそも双極性障害の素質があったのではないかという考え方が採用されて，上記のように訂正されたということです。それから，他の医学的疾患によるもの，例えば脳腫瘍や甲状腺機能亢進症により躁状態を来すことがありますが，これらは他の医学的疾患による双極性障害として別に診断すべきです。初診時に，頭部CT写真やMRI写真を撮像し，血液検査をして内臓の機能や血中ホルモン値に障害がないことを確認することは，非常に重要なことです。もしも，何か異常が見つかれば，まずはその病気（例えば，脳腫瘍や甲状腺機能亢進症）の治療が必要になります。

　いずれにせよ，上記のA項目からD項目までをすべて満たした場合に，躁病エピソードという診断がつくことになります。

軽躁病エピソードの診断基準

　軽躁病エピソードを診断する項目として，気分が異常かつ持続的に高揚し，開放的または易怒的となることが挙げられます。さらに普段とは異なり，異常かつ持続的に亢進した活動または活力のある期間がほぼ毎日，1日の大半において持続するのは少なくとも4日間（A項目）と，躁病エピソードよりも短くてもよしとされています。7つの特徴的な症状（B項目）は躁病エピソードと同じですが，異なる点として「症状のないときのその人固有のものではないような，疑う余地のない機能的変化」（C項目）と「気分の障害や機能の変化は，他者から観察可能である」（D項目）があります。やっかいなことに，患者自身はこの状態が本来の自分だと考えていることが多く，このために診察場面で本人のみから病歴を聴取しても一向に軽躁病エピソードが浮かんでこないことになり，誤診の原因になります。

　躁病エピソードとの違いで一番重要なのは，E項目にあるように，「軽躁病エピソードでは，社会的または職業的機能に著しい障害を引き起こしたり，または入院を必要としたりするほど重篤ではないし，もし精神病性の特徴を伴えば，定義上，そのエピソードは躁病エピソードとなる」ということです。具体的に例を挙げると，どうも普段の内気なパパと異なって，家ではいかにも自信ありげにふるまい，ダジャレを含め余計なことまでしゃべりすぎるし，娘にちょっかいを出してくる。夜も遅くまで起きて鼻歌を歌いながら何か書いており，朝も早くから起きて今までしなかったラジオ体操をする。しかし，会社にはきちんと出勤し夕方にはきちんと帰宅する，会社でも仕事はしっかりやっているようで特に会社から奥さんに連絡もない，ということで一緒に住む家族は戸惑っているような状態です。ただし，先にも述べましたように，芸術家や創造的な仕事をする人に

とっては，非常にいいアイデアが次々と浮かんでくるので居心地のいい状態です。治療であまり正常気分に戻してしまうと「これじゃあ仕事になりません！ 薬を減らしてもうちょっと気分を上げてください！」と訴える人も時々います。

　躁病エピソードのD項目に該当するのが軽躁病エピソードのF項目で，物質の生理学的作用または他の医学的疾患によるものではないという条件です。しかしながら，「1つまたは2つの症状（特に，抗うつ薬使用後の，易怒性，いらいら，または焦燥）だけで軽躁病エピソードと診断したり，双極性の素因を示唆するには不十分である点に注意を払う必要があります。症状がある程度揃った場合のみ軽躁病エピソードと診断します」という注意書きがあり，これには私は異議を唱えたいと思います。私の考えでは，この但し書きは不要どころか，双極性障害の見落としにつながります。きちんと診断基準に当てはまらなくとも，さまざまな行動特徴から双極性障害を疑うことは，後述する「双極スペクトラム」の概念を認める立場の研究者からは「躁的因子」として推奨されています。躁的因子については，双極スペクトラムの項をご覧ください。

躁病エピソードと軽躁病エピソードの違い

　ここで，再度，両者の違いをまとめておきます。

・幻覚や妄想は躁病エピソードに生じますが，軽躁病エピソードには決して生じません。これは，DSM-5における軽躁病エピソードの診断基準によるもので，もし幻覚や妄想が起きたら躁病エピソードと診断します。
・躁病エピソードは社会的または職業的機能に著しい障害を引き起こして機能が大きく損なわれますが，軽躁病エピソードは障害っても軽度

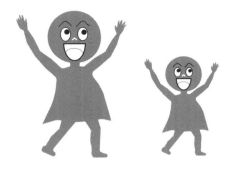

躁病エピソードと軽躁病エピソード

で，むしろ機能は改善することがあります。
・躁病エピソードにはしばしば入院が必要ですが，軽躁病エピソードには必要ありません。逆に，入院になったら軽躁ではなく躁と診断します。
・躁病エピソードでは深刻で危険な行為に進んでしまうことがありますが，軽躁病エピソードでは身体的にも社会的にも危険を伴う行為に手を出すことはありません。

抑うつエピソードの診断基準

双極性障害の抑うつエピソードの診断基準は，うつ病の抑うつエピソードの診断基準と同じです。後者は広く知られていますので，ここでは簡単に説明します。すなわち，気分の落ち込み，興味または喜びの喪失，のいずれかと，体重や食欲の変化（増えても減ってもよい），不眠または過眠，精神運動焦燥または制止，疲労感または気力の減退，無価値観または不適切な罪責感，思考力や集中力の減退，自殺念慮や自殺企図，以上の9つの症状のうち，5つ以上が同じ2週間の間に存在するというA項目と，臨床的に意味のある苦痛や機能の障害を起こしているというB項目と，そのエピソードは物質の生理学的作用または他の医学的疾患によるものでは

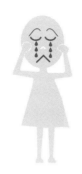

抑うつエピソード

ないという C 項目のすべてを満たせば抑うつエピソードと診断されます。

　さて，これまで DSM-5 における躁病エピソード，軽躁病エピソード，抑うつエピソードの診断基準を説明してきました。これらの気分エピソードの組み合わせによって，うつ病や双極性障害の診断が成り立ちますので，それを説明していきます。

双極Ⅰ型障害の診断基準

　A 項目として，少なくとも 1 回の躁病エピソードがあること，B 項目として，躁病エピソードと抑うつエピソードの発症が，他の疾患によるものではないこと，すなわち統合失調感情障害，統合失調症，統合失調症様障害，妄想性障害，または，他の統合失調スペクトラム障害および他の精神病性障害ではうまく説明されないこと，の A と B の双方が満たされれば，双極Ⅰ型障害と診断されます。

　さてここで，双極というのであれば躁病エピソードがあるだけではおかしいのではないかという読者もおられるでしょう。双極という意味は 2 つの極すなわち躁とうつがあることを意味するからです。このことについて

は，すでに「双極性障害」という言葉の始まり，のところで説明していますが，もう一度繰り返します。つまり，躁病エピソードだけを生じる単極性躁病と双極性障害には発症率の性差，遺伝歴，病前性格，経過などに多くの共通点があることや，単極性躁病と診断されていた患者の経過を追うと多くの患者がその後の人生において抑うつエピソードを生じたからです。そのため，DSM-5において単極性躁病は双極Ⅰ型障害に含まれるものと考えられています。つまり，躁病エピソードが1回でもあればその時点で抑うつエピソードを認めなくとも双極性障害と診断するのです。

双極Ⅱ型障害の診断基準

A項目として，少なくとも1回の軽躁病エピソードと少なくとも1回の抑うつエピソードがあること，B項目として，躁病エピソードがないこと，C項目として，軽躁病エピソードと抑うつエピソードの発症が，統合失調感情障害，統合失調症，統合失調症様障害，妄想性障害，または，他の統合失調スペクトラム障害および他の精神病性障害ではうまく説明されないこと，D項目として，抑うつの症状，または，抑うつと軽躁を頻繁に交代することで生じる予測不能性が，臨床的に意味のある苦痛，または機能障害を引き起こしている，の4項目を満たせば，双極Ⅱ型障害と診断されます。

双極Ⅰ型障害は，躁病エピソードがあって，統合失調症圏との鑑別さえできれば迷わず診断がつきますが，双極Ⅱ型障害は軽躁病エピソード以外に抑うつエピソードが必要で，統合失調症圏との鑑別以外に気分変動性による苦痛や機能障害が必要となります。これは，おそらく軽躁病エピソードだけではもともと元気な人，例えば発揚気質の人とは横断的に鑑別が困難ということも影響しているのでしょう。なお，「抑うつと軽躁を頻繁に交代することで生じる予測可能性」について，しばしば私が患者に対

する説明として，例え話で使っているのがジェットコースターです。
「ジェットコースターで上がっていって，知らないうちにストーンと下ま
で落とされる感じ」と言えば，大抵の患者はその通りと頷きます。

第**3**章

「双極スペクトラム」という概念

双極スペクトラム概念の意義

　アキスカルは新クレペリン主義を唱えています。つまりクレペリンのように，双極性障害と単極性うつ病はまったくの別物ではなく，両者の移行を重視して「双極スペクトラム」という概念を提唱しています。DSM-5になってから，気分障害という概念がなくなって，うつ病と双極性障害をまったく別物として診断するようになった現況を鑑みるに，双極スペクトラムは，まさしく時代を逆行するような概念です。しかしながら，実臨床ではこの概念こそがうつ病の中から隠れた双極性障害を見つけ出し，抗うつ薬ではなく気分安定薬を優先させることで，患者を回復に導くという重要な案内人の役割を果たしますので，以下に詳しく説明します。

　アキスカルの提唱する双極スペクトラムには以下のようなものがあります。例えば，気分のムラがある循環気質の患者がうつ病になった場合，その人に今まで軽躁エピソードや躁病エピソードがなくても循環気質であれば双極Ⅱ 1/2障害と診断します。それから，非常にエネルギッシュで何があってもへこたれず，開き直って世渡りしていける自信満々の発揚気質の人がうつ病になった場合も，今まで軽躁エピソードや躁病エピソードがなくとも発揚気質を根拠に双極Ⅳ型障害と診断します。以上のように，ア

キスカルが提唱するのは，うつ病の中に双極性障害と親和性の高い要因（bipolarity，躁的因子）を見出して，双極スペクトラムという広い意味での双極性障害に診断変更しようという営みです。双極スペクトラムの意義は，うつ病の治療として抗うつ薬にこだわるのではなく，躁的因子を同定できれば気分安定薬を投与する動機づけを与えてくれる点にあります。実際の臨床上でも，気分安定薬によって改善するうつ病の患者が少なくありません。

アキスカルの双極スペクトラム

アキスカルが提唱する双極スペクトラム[6, 7]をもう少し詳しく見てみましょう。まず，短期の抑うつエピソードを頻回に繰り返す双極 1/4 型障害があります。うつを繰り返すのならうつ病ではないかと思われるかもしれませんが，繰り返すという再現性が双極性の一つの特徴です。例えば，2週間以内の抑うつエピソードを繰り返す brief recurrent depression が特に思春期に精神病像を伴ううつ病として問題になりますが，これはリチウムに反応することが知られています[8, 9]。したがって，双極性障害のサブタイプと考えられますが，このようなうつ病をアキスカルは双極 1/4 型障害として双極スペクトラムに含めています。

双極 I 1/2 型障害は，軽躁エピソードのみを繰り返します。DSM-5 では病気として成立しませんが，アキスカルは軽躁だけでも繰り返すなら病気と考えて双極スペクトラムに入れました。双極 II 1/2 型障害は先ほど述べましたように，循環気質の方が抑うつエピソードを呈した場合に，DSM では単にうつ病とされるところを循環気質との絡みで双極スペクトラムにするのです。

双極 III 型障害は抗うつ薬投与中の躁病ないし軽躁病エピソードで，

DSM-IVまでは物質誘発性の気分障害とされていたものです。その後，DSM-5の双極I型とII型障害に含まれるようになりましたので，アキスカルには先見の明があると思います。

双極III 1/2型障害は覚醒剤などによって躁が引き起こされるタイプで，DSM-5では覚醒剤などの違法ドラッグや抗うつ薬以外の医薬品（例えばステロイド）に関しては物質誘発性の双極性障害としていますが，これらも広く双極スペクトラムに入れるということです。

双極IV型障害も先ほど述べましたが，発揚気質の方が抑うつエピソードを呈した場合に，DSMでは単にうつ病とされるところを発揚気質との絡みで双極スペクトラムにするのです。

双極V型障害は混合状態です。DSM-IVの診断基準でも双極性障害の混合エピソードが定義されていましたが，これは抑うつエピソードと躁病エピソードの診断基準を共に満たして1週間持続するという大変厳しい診断基準でした。ですので，うつ病の診断基準を満たすけれど，躁病の症状が3つあるとか，躁病の診断基準を満たすけれどうつ病の症状が3つあるといった場合，診断基準には満たないので混合エピソードとは診断できませんでした。しかしながら，このような混合状態は実際の臨床場面ではよくあることなので，アキスカルは双極スペクトラムに含めようと考えたのです。これも，DSM-5に変わってからは「混合性の特徴を伴うもの」という特定用語のもとに，躁病エピソード，軽躁病エピソード，抑うつエピソードのいずれにも適用できるようになりましたので，やはりアキスカルには先見の明があるといえます。

双極VI型障害は認知症に見られる抑うつ，気分変動，易怒性を双極スペクトラムに取り込もうということです。後述するように，双極性障害は精

第3章 「双極スペクトラム」という概念

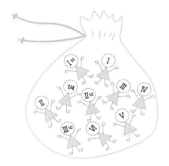

アキスカルの双極スペクトラム　双極1/4型障害から双極Ⅵ型障害まで

神疾患の中で最も認知症に移行しやすい病気です。皆さんはうつ病が認知症に移行しやすいと思っているかもしれませんが，双極性障害はうつ病よりもっと高い確率で認知症に移行します。この理由として，認知症と双極性障害には共通する病態生理があるのではないかともいわれていますし，リチウムは双極性障害のみならず認知症の発症予防に効果があるというエビデンスも増えています。実際の臨床場面では，認知症は記憶力や認知機能の低下だけではなく，気分の変動を伴う場合が多く，リチウムやバルプロ酸の投与が結構効きます。このようなことから，認知症と診断を受けていても抑うつや気分変動，易怒性などの症状が出てくれば双極Ⅵ型障害として双極スペクトラムに含めて扱い，気分安定薬を積極的に投与していこうという考え方が認知症の臨床ニーズに合致するものです。

ガミーの双極スペクトラム

一方，ガミーは以下のような双極スペクトラム障害の診断基準の試案[10]を作成しています。

A. 少なくとも1回以上の大うつ病エピソード（注：抑うつエピソードのこと）

B. 自発性の軽躁ないし躁病エピソードがない

C. 以下のうちの 1 つおよび D のうち少なくとも 2 つ，あるいは以下の 2 つと D の 1 つを満たす
    1. 一度親族に双極性障害の家族歴
    2. 抗うつ薬誘発性の躁病ないし軽躁病

D. C の基準を満たさない場合は以下の 9 項目のうち 6 つを満たすこと
    1. 高揚性人格（注：発揚気質のこと）
    2. 再発性の大うつ病エピソード（3 回以上）
    3. 短期大うつ病エピソード（平均 3 カ月以下）
    4. 非定型抑うつ症状
    5. 精神病性の大うつ病エピソード
    6. 早期の大うつ病エピソードの発症（25 歳以下）
    7. 産後うつ病
    8. 抗うつ薬の効果の消退（予防投与でなく急性期に）
    9. 3 種類以上の抗うつ薬による治療への無反応

　ガミーの基準は，双極スペクトラムをかなり狭く（厳しく）診断しようとしています。アキスカルが広く浅く診断しようとしたのと対照的です。

双極スペクトラムの見つけ方

　アメリカの精神科医ストール[11]は，うつ病に潜む双極性障害つまりは双極スペクトラムを見つけるためには，現在の症状，過去の症状，それから抗うつ薬に対する反応性に注目せよと言っています。

　まず，現在の症状に関しては，過眠，過食，不安症状の合併，精神運動制止，気分変動性，精神病症状，自殺念慮などが双極性の手がかり（躁的因子）となります。

次に，過去の症状に関しては，発症年齢が若いこと，うつ病の再発が多いこと，うつ病の罹病期間が長いこと，症状の急速な悪化と急速な改善，繰り返し離婚したり転職することなどが，躁的因子になります。

最後に，抗うつ薬への反応性については，何種類もの抗うつ薬に反応しないこと，逆に抗うつ薬に急速に反応すること，抗うつ薬によって不眠，焦燥感，不安感など賦活症候群が生じることが，躁的因子になります。

3の法則（rule of three）

躁的因子を抽出するためにアキスカル[12]は rule of three（3の法則）を提唱しました。3つの仕事を同時に行った，3回結婚に失敗した，抗うつ薬に3回反応しなかったなど，3回を指標にうつ病患者における躁的因子を提示しています。うつ病と診断して治療してもどうも治りが悪い，どうも変な反応をするといった場合，今までの経過を振り返って，この3の法則を目安に双極スペクトラムを疑いましょう，ということです。

ララら[13]はこの法則の妥当性を検証するために，インターネットを利用した匿名の大規模調査をブラジルで行いました。医療機関を既に受診して精神科的診断を受けた群を，うつ病群，双極性障害群，うつ病と双極性障害（重複診断）群へ分類し，うつ病群はさらに内向・安定型と外向・不安定型へ分類しました。そして，3万6742名を対象とした探索的検討（単変量解析）と別の3万4505名を対象とした確認的検討（多変量解析）を行いました。

探索的検討では双極性障害とうつ病を区別する29の行動特徴が明らかになり，その中でもオッズ比が4を超えるのは，3回以上の宗教変更，3回以上の結婚，パートナーを繰り返し欺くこと，生涯に60名以上の性交

渉，病的愛，罵詈雑言，3カ国以上の言語が話せること，2つ以上の入れ墨，概日リズムの異常と高額の借金でした。

多変量解析では11の行動特徴が抽出され，男女ともに概日リズム異常（昼夜逆転）と高額の借金，男性では3回以上の自動車事故と詩作の才能，女性ではよく本を読むこと，3回以上の宗教変更，生涯の60名以上の性交渉，2回以上の病的愛，罵詈雑言と派手な衣装でした。

この研究によって抽出された特徴はさまざまで，必ずしも3という数字に意味がある結果にはなりませんでしたが，繰り返し同じような失敗をやらかしてしまうのは双極性障害を疑うヒント（躁的因子）になると言って良いでしょう。

うつ病に占める双極スペクトラムの割合

アキスカルの双極スペクトラム，ガミーの双極スペクトラム，ストールが提唱する双極スペクトラムの見つけ方，アキスカルの3の法則と紹介してきました。うつ病と診断された患者の中で，双極Ⅰ型障害は2％，双極Ⅱ型障害は15％，双極スペクトラムは33％とされています[11]。つまり，うつ病の半分が双極性障害もしくは双極スペクトラムという意見があるのです。これは決して無視できない比率です。

双極スペクトラムへの薬物療法

我々と一緒に研究した後藤慎二郎博士の学位論文[14]を紹介します。循環気質や発揚気質を有するうつ病患者（それぞれ，双極Ⅱ1/2型障害，双極Ⅳ型障害に該当します）の薬物療法を調べました。その結果，リチウムを投与されていた人15名中15名つまり100パーセントが寛解していまし

たが，リチウムを投与されなかった患者は 24 人中 13 名，54％しか寛解していませんでした。他方，選択的セロトニン再取り込み阻害薬（SSRI）を投与されていた人は 19 名中 11 名，58％が寛解していましたが，SSRIを投与されなかった人は 20 名中 17 名，85％が寛解していました。うつ病であっても，循環気質や発揚気質を有する患者においては，SSRI のような抗うつ薬を投与しても良くならない人が多く，リチウムのような気分安定薬を投与した方がしっかり治るということです。このことは逆に，双極Ⅱ 1/2 型障害や双極Ⅳ型障害の双極スペクトラムとしての妥当性を支持するエビデンスと考えられます。

心的エネルギー水準と双極スペクトラム（私の仮説）

さまざまな先行文献を読みつつ自分の臨床経験も勘案すると，双極性障害は心的エネルギー水準が高く，うつ病は心的エネルギー水準が低いと私は考えています。そして両者の中間にあるのが，軽微双極スペクトラム（Soft Bipolar Spectrum）です。双極Ⅰ型障害から軽微双極スペクトラム（双極Ⅱ型障害や他のサブタイプを含みます）さらにはうつ病に行くほど，エネルギー水準が低下するのです。しかし，これらの疾患は連続していますので，双極Ⅰ型障害から軽微双極スペクトラムからうつ病まで全部含めて，全体として双極スペクトラムという大きな括りで考えることもできます。この括りは，以前の気分障害，あるいはクレペリンの躁うつ病とほぼ同じ範囲をカバーするものと考えられます。

さて，双極Ⅰ型障害と軽微双極スペクトラムは，気分安定薬に反応します。他方，うつ病の中でも発揚気質や循環気質など躁的因子を持たない人は抗うつ薬に反応します。図にエネルギー水準の曲線を引いていますが，双極Ⅰ型障害から軽微双極スペクトラムに移行する部分で一つの変曲点が存在し，軽微双極スペクトラムからうつ病に移行する部分でもう一つの変

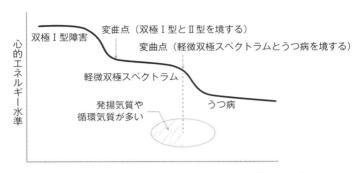

心的エネルギー水準と双極スペクトラム（Terao, 2012[15] を改変）

曲点が存在します。後者の変曲点の背景には，気質の分布の違いがあると，私は想定しています。すなわち，図の下の方に変曲点が大きく地面に投影されたような円がありますが，この円の左部分に発揚気質や循環気質のような双極性障害につながる気質が存在することを示しています。逆に，円の右半分にはこのような気質が存在する可能性が低いことを示しています。気質の有無によって変曲点が生じ，これはエネルギー水準の高低の落差を明瞭にし，ひいては軽微双極スペクトラムに含まれるうつ病とそうでないうつ病を区別する。このことは，前者が気分安定薬に反応し，後者が抗うつ薬に反応するという薬物反応性の違いとして表現されるという私の仮説[15]です。

第4章

双極性障害の特徴

双極性障害の発症年齢

　双極性障害は高齢で発症する場合もありますが，最も生じやすいのは10代から20代，特に図に示すように15歳から19歳にかけてです[16]。しかし，最初のエピソードは抑うつエピソードで双極性障害が発症することも多く，この時点ではうつ病の抑うつエピソードなのか，実は双極性障害の抑うつエピソードなのかは鑑別が困難です。結局のところ，最初の抑うつエピソードではうつ病と診断し，長期にわたる経過観察で軽躁病エピソードや躁病エピソードが生じた段階で，それぞれ双極Ⅱ型障害や双極Ⅰ型障害に診断変更されることとなります。

　例えば，平均年齢10歳のうつ病の児童72名をおよそ10年間追跡したところ，双極Ⅰ型障害に診断変更された比率は33.3%，双極Ⅱ型障害に診断変更された比率は15.3%と，合計48.6%，つまりうつ病の約半数が双極性障害に診断変更されていました[17]。すなわち，10歳の時に発症したうつ病の2人に1人が，実は双極性障害のうつ病であった可能性があるわけです。

　他方，平均年齢が31歳のうつ病患者およそ9万人を7.7年追跡したと

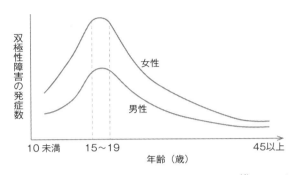

双極性障害の発症年齢（Goodwin and Jamison[16] を改変）

ころ，8.4％が双極性障害に診断変更となったという報告があります[18]。30歳のうつ病ではその後8年以内に1割弱の患者が双極性障害に診断変更されるということです。先ほどの10歳のうつ病患者の5割が双極性障害に診断変更されたことを考慮すると，うつ病の発症が早ければ早いほどそのうつ病が実は双極性障害の抑うつエピソードである可能性が高まるといえるでしょう。

　覚えておられる方がいるかもしれませんが，以前，パキシルという抗うつ薬が18歳未満の患者に投与禁忌とされたことがありました。思春期のうつ病患者にパキシルを投与すると「死にたくなった」など自殺念慮が生じたり，「いらいらした，怒りっぽくなった」など賦活症候群が生じたり，うつ病治療薬のはずのパキシルが，むしろ精神的に不安定にさせるということで，厚生労働省が禁忌としたのです。既にこの禁忌の指示は外されていますが，今なお抗うつ薬全般にわたり，24歳以下に投与した場合には，自殺念慮や自殺企図のリスクがプラセボと比較して高かったことが薬剤の添付文書に記載されています。そして，25歳以上の患者における自殺念慮や自殺企図の発現のリスクの上昇は認められず，65歳以上においてはそのリスクが減少したということが記載されています。これは何を意味しているのでしょうか？　まさに，うつ病の発症が早ければ早いほどそのう

つ病が実は双極性障害の抑うつエピソードである可能性が高まるという現象を示唆していると考えられます。

つまり，24 歳以下のうつ病患者では，実は双極性障害の抑うつエピソードを示している可能性が高いために，抗うつ薬を単独で投与すると賦活症候群や自殺関連事象の誘発，あるいは躁転を生じる可能性が高いのです。思春期患者のうつ病を診る場合には，常に気持ちのどこかに「この人はうつ病ではなくて双極性障害かもしれない」という気持ちを持って，できるだけ少量の抗うつ薬から始めて，毎週様子をしっかり診て，もし何か変化があったらすぐに来てもらったり，一旦薬をやめてもらったりといった配慮が必要です。場合によっては，気分安定薬を開始することが推奨されます。

双極Ⅰ型障害患者の経過

今までは，うつ病と診断された患者が双極性障害に診断変更される可能性について説明してきましたが，これからは双極性障害と診断された患者が治療によってどのような経過をとるのを見ていきましょう。

回復するまでの時間

双極Ⅰ型障害の人が発症後どのような経過をたどるのか，縦断的に検討した研究があります[13]。回復するまでどれくらい時間がかかるか，ということですが，治療を開始して回復までの時間の中央値は，躁病エピソードで 6 週間です。抑うつエピソードは 11 週間かかります。一番問題なのは，混合性／サイクリングで 17 週間かかります。ちなみに混合性とは，混合状態のことで，躁の症状とうつの症状が入り混じった状態です。サイクリングとは，躁とうつが 1 年間に 4 回以上再発を繰り返すラピッドサイ

クリングと呼ばれるタイプの双極性障害の患者です。ラピッドサイクリングはリチウムが効きにくいのが特徴です。混合状態の人がなかなか良くならない理由も，薬が効きにくいからです。いずれにせよ，同じ双極Ⅰ型障害であっても，どのような状態にあるかで回復までの期間が異なります。

回復してから5年後の再発率

双極Ⅰ型障害では，躁病エピソードから回復した患者は5年間で81%が再発し，抑うつエピソードから回復した患者では88%，混合性／サイクリングから回復した患者では91%が再発しました。つまり，治療を受けていても5年後には8割以上の人が再発しているのですが，これをわかりやすくしたのが下の図です[19]。どんなに回復しようと，双極Ⅰ型障害自体が再発しやすい疾患と言えます。そのため，長期間にわたる再発予防のための維持療法が必要な人が少なくありません。

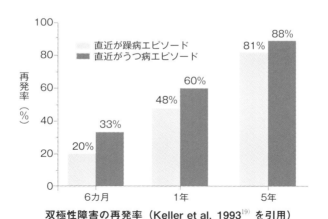

双極性障害の再発率（Keller et al, 1993[19] を引用）

混合状態

混合状態とはクレペリンが提唱した概念です。クレペリンは，混合状態を躁からうつ，もしくはうつから躁への移行状態と考えていましたが，これらが独立した状態として生じうることも認め，しばしば双極性障害の経過の後半に見られ，予後不良と関連する状態であると気づいていました。

さらにクレペリンは，気分，活動性，思考の3つの要素の方向性に注目しました。気分と活動性，思考がそれぞれ上がるか下がるかということです。双極性障害において，賦活と抑制という2つの方向性が3つの要素に生じるならば，$2 \times 2 \times 2 = 8$ 通りのパターンが考えらます。このうち，3つの要素がすべて賦活されるのが躁状態であり，すべて抑制されるのが抑うつ状態ですから，これら2つのパターンを差し引くと$8 - 2 = 6$ 通りです。残った6つのパターンは，3つの要素のいずれかがほかと異なる方向性を有するものになり，これらを混合状態と考えました。以下に，6つのパターンを簡単に紹介します。

1. 抑うつ躁病もしくは不安躁病（depressive or anxious mania）
   気分↓，活動性↑，思考↑
2. 興奮うつ病もしくは焦燥型うつ病（excited or agitated depression）
   気分↓，活動性↑，思考↓
3. 思考の貧困を伴う躁病（mania with poverty of thought）
   気分↑，活動性↑，思考↓
4. 躁性昏迷（manic stupor）
   気分↑，活動性↓，思考↓
5. 観念奔逸を伴ううつ病（depression with flight of ideas）
   気分↓，活動性↓，思考↑

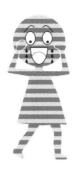

泣きながらしゃべり続けている混合状態

6. 制止躁病（inhibited mania）
   気分↑，活動性↓，思考↑

以上のように，混合状態と一言で言っても，さまざまなパターンがあることがわかります。

「混合性の特徴を伴う（DSM-5）」という特定用語

DSM-5では，混合性の特徴を伴うサブタイプが明記されています。DSM-Ⅳの時代は，抑うつエピソードと躁病エピソードの基準を両方とも1週間同時に満たさなければならないという大変厳しい診断基準で実際の臨床にはほとんど役立たなかったのですが，DSM-5になると「混合性の特徴を伴う」という特定用語が出てきました。これは，先述したアキスカルが提唱する双極スペクトラムの双極Ⅴ型障害と同等と考えられます。

DSM-5の躁病エピソードないしは軽躁病エピソードの診断基準を満たし，さらに抑うつエピソードの「気分の落ち込み」「興味や喜びの喪失」「精神運動制止」「疲れやすさや気力の減退」「無価値感や不適切な罪業感」「自殺念慮や企図」の6つの症状のうち3つ以上があり，これらの症状が

他者から観察可能でその人の通常の行動から変化しており，物質の直接的な生理作用によるものでなければ，「躁病または軽躁エピソード，混合性の特徴を伴う」という診断がつきます。もしも躁病エピソードと抑うつエピソードを同時に完全に満たす場合には，「躁病エピソード，混合性の特徴を伴う」と診断することになっています。

他方，DSM-5 の抑うつエピソードの診断基準を満たし，さらに躁・軽躁症状のうち「高揚気分」「自尊心の肥大」「多弁」「観念奔逸」「目標指向性の活動の増加」「困った結果につながる可能性の高い活動へ熱中」「睡眠欲求の減少」の 7 つの症状のうち 3 つ以上があり，これらの症状が他者から観察可能でその人の通常の行動から変化しており，物質の直接的な生理作用によるものでなければ，「抑うつエピソード，混合性の特徴を伴う」という診断がつきます。

双極性障害患者の 10 年経過

次の図に示すのは双極性障害患者の 10 年経過です。

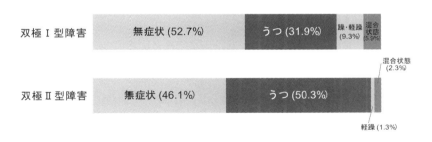

双極性障害患者の 10 年経過（Judd et al, 2002, 2003 [20, 21] を改変）

これは，双極 I 型障害患者 146 例を平均 12.8 年追跡[20]，双極 II 型障害患者 86 例を平均 13.4 年追跡[21] し，週ごとに症状の変化を記録して，どのような状態になっていたかを調べた研究結果です。双極 I 型も双極 II 型

も無症状の期間すなわち正常気分の期間は観察期間の5割強しかありません。双極I型の場合，観察期間の3割がうつ，躁／軽躁と混合状態は合わせて1割半ぐらいです。双極II型障害も正常気分の期間は観察期間の5割弱しかありません。うつが5割で，わずかに軽躁と混合状態があります。軽躁状態は本人にとって心地良いので，治療を求めて医師の前に現れることはほとんどありません。むしろ，うつ状態で受診することが多いのですが，うつ状態で診ると医者の側は軽躁や躁の既往には目を向けずにうつ病と診断してしまい，誤って抗うつ薬治療に導入してしまうというケースが多いのです。

自殺の危険性

双極性障害の患者は，自殺の危険性が高いのです。うつ病，双極I型障害，双極II型障害を比較すると，双極II型がもっとも自殺の危険性が高いという報告もあります[16]。ということは，自殺予防のキャンペーンを不眠症やうつ病の早期発見・早期治療に特化して国や都道府県は行ってきましたが，双極性障害の早期発見・早期治療までを視野に入れると，もっと実効性のある取り組みになりそうです。

認知症との関連

図は，どのような精神疾患に罹患するとその後の人生において認知症を合併しやすくなるかを示したものです。これはデンマークでなされた研究[22]ですが，デンマークは日本のマイナンバー制度よりもかなり進化した制度を導入しており，全国民が医療情報を登録し，どのような薬を飲んでいるか，どのような病気に罹患したかが全てわかります。そのデータを利用した統計で，1970年から1974年において精神病院へ初回入院した時の退院時診断として，単極性感情障害（単極性うつ病）3,363名，双極性

第 4 章 双極性障害の特徴　35

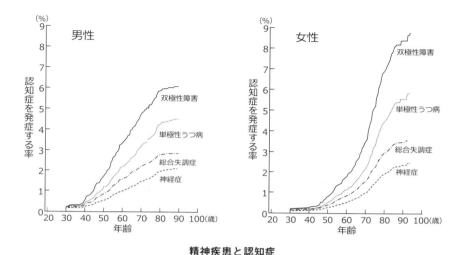

精神疾患と認知症

感情障害（双極性障害）518 名，統合失調症 1,025 名，神経症 8,946 名が同定されました。その後 21 年間の再入院の際の退院時診断が認知症であった患者をカウントして，どの病気が最も認知症になりやすかったかを調べた結果です。最も認知症に移行しやすかったのが双極性障害で，男性では約 6％，女性では約 9％が認知症を発症しました。女性に至っては，双極性障害の約 10 人に 1 人が認知症を発症しているというデータです。いずれにせよ，双極性障害が最も認知症を発症しやすい精神疾患ということになります。

双極性障害の特徴とは

　ここまで双極性障害の概念や歴史，特徴，双極スペクトラム，経過，自殺との関連，認知症との関連を説明してきましたが，双極性障害の特徴についてまとめましょう。

　・軽躁エピソードは把握しにくい。

・躁病エピソードは社会的な破たんにつながる。
・うつ病との鑑別が難しく，うつ病と誤診されていることが少なくない。
・双極Ⅰ型障害は5年間で8割以上は再発するため，再発の危険性が高い。
・抑うつエピソードの期間が長い。
・自殺のリスクが高い。
・認知症に移行するリスクもある。

　以上のことから，双極性障害をしっかりと診断して，治療のレールにきっちりと乗せていくことが重要です。

第**5**章

双極性障害の治療

薬物療法

　精神疾患にはさまざまな治療がありますが，大きく分けると薬物療法と精神療法になります。特に双極性障害の治療には，薬が大きな武器になります。双極性障害の症状をできるだけ改善して再発を防ぐには，リチウムをはじめとする気分安定薬を飲むことが勧められます。ただし，双極性障害の原因はまだわかっておらず，さまざまな考えが仮説として提唱されて，それに沿っていろいろな薬が作られているのが現状です。抗生剤で肺炎の細菌を撃退して肺炎を治癒させるような原因治療ではありません。原因に近いところを目指す治療にはなりつつありますが，原因が解明されているわけではなく，対症療法になっているので，医学の進歩がまだまだ必要と考えられます。

双極性障害における薬物療法の戦略

　双極性障害における薬物療法の戦略を図で考えてみましょう。

　中央の帯が正常な気分です。この帯よりも下に行くとうつで，上に行くと躁，時間経過が横軸です。双極性障害の患者の気分がどのように変わる

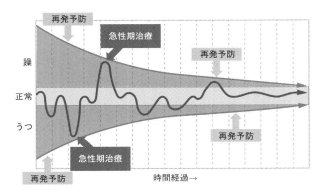

双極性障害における治療戦略

かという一例ですが，軽いうつになって正常になって重いうつになり，これがまた上がって躁になったりというのを繰り返していくわけです。治療は波をできるだけ抑えて，正常気分をできるだけ維持していくことを目指します。基本的には気分が上がりすぎたときには抑えて，低くなったときは上げてくれる，両方向性の作用を持っているのが気分安定薬で，気分安定薬をメインで使っていくのが薬物療法の原則です。

　昔は，通常のうつ病と同様に双極性障害の抑うつエピソードにもどんどん抗うつ薬を使っていた時代がありました。そうすると気分が正常気分を突き抜けて躁状態に上がってしまい，患者にとってはたまったものではありません。上がったときは，ハロペリドールやレボメプロマジンなどの古い抗精神病薬を大量に投与して躁状態を抑えつけました。こんなことをしていると，いろいろな副作用が出ますし，場合によっては正常気分よりも低い状態へ転じて（うつ転）しまいました。気分安定薬がしっかりと使われるようになる前は，このようにモグラ叩き的に，抑うつエピソードには抗うつ薬で気分を無理やり上げ，躁病エピソードには抗精神病薬で気分を無理やり下げる，そんな場当たり的な治療の組み合わせで薬物療法がなされていたという，患者にとってはつらい時代でした。今は，基本的には気

分安定薬を主剤に使って波を抑えていく治療，つまり再発予防を視野に入れた治療が優先されています。

　ただし，抗精神病薬を全く使わないわけではありません。例えば躁になってリチウムを始めた場合，リチウムには即効性があまりないので，非定型抗精神病薬をリチウムと一緒に使ってできるだけ早く正常気分に戻し，その後，非定型抗精神病薬を徐々に減らしてリチウムだけに絞って再発予防につなげるという治療をしています。

気分安定薬

　気分安定薬は，気分を正常気分に導いてくれる薬です。気分が上がりそうなときには抑えてくれ，下がりそうなときには底上げしてくれる器用な作用を有すると考えられます。このことは実際には，①躁病もしくは軽躁病エピソードの患者さんに投与すると正常気分に回復し，②抑うつエピソードの患者さんに投与しても正常気分に回復し，③長期的に正常気分から上がりすぎることも下がりすぎることもないという再発予防効果の3つの効果が確かめられて初めて，正真正銘の気分安定薬として認められることになります。この3つの条件を最も満たしているのはリチウムです。リチウムは，バルプロ酸，ラモトリギン，カルバマゼピン，他の抗てんかん薬，オランザピン，クエチアピン，他の非定型抗精神病薬よりも再発予防効果に優れています[23]。

　現時点で，日本で使える気分安定薬は4つあります。リチウム（商品名リーマス），バルプロ酸（商品名デパケン，セレニカ），カルバマゼピン（商品名テグレトール，テレスミン），ラモトリギン（商品名ラミクタール）です。抗うつ薬は気分を上げるだけなので，気分安定薬ではありませんし，気分を変な方向に持ち上げる賦活症候群や気分を上げすぎて躁転を

生じる危険性がありますので，気分不安定薬とも言えます。

　抗精神病薬は2グループあり，昔からある定型抗精神病薬のハロペリドール（商品名セレネース），レボメプロマジン（商品名ヒルナミン，レボトミン）などは気分を下げすぎる危険性があり，非定型抗精神病薬オランザピン（商品名ジプレキサ），アリピプラゾール（商品名エビリファイ），クエチアピン（商品名ビプレッソ），リスペリドン（商品名リスパダール），アセナピン（商品名シクレスト）の中には気分安定薬としての効果が期待できるものもあります。しかしながら，これらの薬物の再発予防効果は抗躁効果を検討した治験を延長させる形で検討されており，当該薬物で抗躁効果の発揮された患者を，さらにプラセボ群と当該薬物群に無作為に割り付け，2年近く経過観察することで再発予防効果があるかどうかを検討しています（これをエンリッチメントデザインと言います）。したがって，当該薬物に反応（抗躁効果）した患者に反応（再発予防効果）を見るというセレクションバイアスの問題が生じています。仮に当該薬物群の方がプラセボ群よりも有意に再発が少なかったとしても，これは質の高いエビデンスではありませんので，予防効果があると鵜呑みにするわけにはいかないのです。

気分安定薬の3兄弟と妹

　リチウム，バルプロ酸，カルバマゼピンの気分安定薬（ここでは親しみやすくするために，3兄弟と呼びます）は，躁病エピソードの治療や予防が得意です。リチウムには即効性はありませんが，上がりすぎた気分を正常気分に戻し，正常気分から上がりすぎないように予防するのが得意です。下がりすぎた気分を上げるのはそれほど得意ではありませんが，躁病エピソードに用いるときと同様の高濃度（0.9 mEq/L前後）で維持すると，ゆっくりとしたペースで抑うつエピソードが改善することはあります[24]。バルプロ酸やカルバマゼピンも，上がりすぎた気分を正常気分に

第 5 章　双極性障害の治療　41

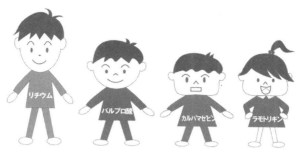

3 兄弟と妹：リチウムが長男，バルプロ酸が次男，カルバマゼピンが三男で，ラモトリギンが長女

戻し，正常気分から上がりすぎないように予防するのが得意で，下がりすぎた気分を上げるのはそれほど得意ではありません。

　ラモトリギン（これは 3 兄弟と少し性格が異なるので，妹と呼びましょう）はその逆です。ラモトリギンは下がりすぎた気分を正常気分まで上げることが出来ます[25]し，正常気分から下がらないように予防するのが得意です[26]。ですから，抑うつエピソードの治療や再発予防が得意です。逆に上がりすぎた気分を正常気分に戻すのは不得意ですし，上がりすぎないように予防するのも得意ではありません。しかし，私どもの研究ではラモトリギンは抑うつエピソードのみならず，軽躁病エピソードの再発予防も得意であることを確かめています[27]。

　このように，リチウム，バルプロ酸，カルバマゼピンとラモトリギンは，同じ気分安定薬でも効果が異なります。双極Ⅱ型障害は，軽躁病エピソードはあっても躁病エピソードはないので，ラモトリギンはまさに双極Ⅱ型障害の薬と言えます。リチウムとバルプロ酸，カルバマゼピンは，躁病に対しての効果が期待できますので双極Ⅰ型障害の薬と位置付けることができます。それでは，以下に，それぞれの気分安定薬について詳しく説明していきましょう。

リチウム

　米国では第二次世界大戦前に，リチウム入り飲料水が市販されていた時代がありました。万病に効くという触れ込みだったようですが，リチウムにそこまでの力はありません。しかし，私どもの教室では以前から水道水のリチウム濃度と自殺率の関係を調べており，水道水のリチウム濃度が高いところは自殺率が低いというデータを公表しています[28〜31]。さらに，デンマークでは，水道水のリチウム濃度が高いところは認知症発症率が低いというデータを公表しています[32]。リチウムは双極性障害の治療薬としてのみならず，いろいろな可能性を秘めていると思います。おそらく微量なリチウムであっても，発症前の状態であれば，健常者の衝動性や攻撃性を抑制することで自殺を予防でき，認知症発症のトリガーを抑制することで認知症を予防できるのかもしれません。

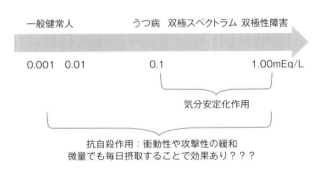

リチウムの治療濃度スペクトラム

　さて双極性障害の治療に戻りますが，リチウムが反応しやすい躁病エピソードのタイプは，多幸感や爽快気分を呈する患者です。ものすごくハッピーな気分になって，お金をあまり持っていないのにどんどん他人に奢ってしまうタイプです。逆に，非常に不快な気分で機嫌が悪くて攻撃性が強

いタイプにはリチウムはあまり効きません。むしろバルプロ酸やカルバマゼピンが効きやすいという，そんな使い分けができます。

　リチウムの副作用には，手指の微細な振戦，多尿，口渇，過飲水，甲状腺機能低下，記憶障害，体重増加，及び消化器症状などがあります。以下に，一つ一つの副作用に言及していきます。まず，リチウム治療が進んでいくと，手が少し震えてきます。これはあらかじめしっかり説明しておくと，「これなんですね」と患者が納得します。全く説明していないと，患者はいきなり手が震え出してびっくりしますから，前もって説明しておくのが大切です。また，腎臓での尿の濃縮能が若干阻害されて多尿になるので口が渇き，たくさん水分をとります。他方，糖尿病の方は血液中の血糖値が高くなるので浸透圧が高くなり，口が渇いて水をたくさん飲んでおしっこがたくさん出ます。つまり，リチウムの多尿は糖尿病性の多尿と異なり，腎臓で薄い尿が出てしまうので水分が不足して口が渇き，水をたくさん飲むという順序です。水をたくさん飲みすぎると，血中リチウム濃度が低下して，効果が薄れますので，さらにリチウムを増量することになり，そうなると濃縮能がさらに低下してもっとたくさん水を飲むという悪循環に陥ることになりますので注意が必要です。

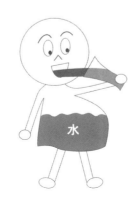

リチウムの副作用としての多飲水

甲状腺の機能も徐々に低下する患者がいます。これは，甲状腺ホルモンを生合成する機能や分泌する機能をリチウムが抑えてしまうことによりますので，定期的に甲状腺ホルモンを測定する必要があります。もしも，甲状腺ホルモン自体が正常下限を超えて低下するようならリチウムを減量する必要があります。減量して精神状態が悪化するようなら，リチウムが効いていたということになりますので，リチウムを元の量に増やしてチラージン S などの甲状腺ホルモンを追加する方法があります。また，リチウム投与中には甲状腺ホルモンは正常範囲ですが甲状腺刺激ホルモンのみが上がる（＞5 μ IU/mL）ことが多く，これを閾値下（もしくは潜在性）甲状腺機能低下症（subclinical hypothyroidism）と呼びます。内科医によっては何もせずに経過観察することがありますが，これは気分変動を生じやすい状態なので，精神科医としてはリチウムを少し減らすか，チラージン S を追加することが推奨されます。

　記憶障害についてはさまざまな意見があります。先程，微量なリチウムに認知症予防効果があるかもしれないということを述べましたが，医薬品としてのリチウムにも，認知症を予防するというデータも増えてきており[33～36]，リチウムがプラセボよりも記憶力の維持につながったという報告もあります[37]。リチウムによって記憶障害が起きたという症例は，リチウムの濃度が高くなり過ぎるリチウム中毒という現象によって意識が少し障害されて記憶障害を起こしているのではないかと私は考えています。リチウムの濃度を適切に保っていれば，記憶障害は起きにくいし，むしろ認知症予防に使えるのではないでしょうか。

　先述しましたように，双極性障害患者が認知症に最も移行しやすいというデータがありました[22]。私は双極性障害と認知症の病態生理に共通点があるのではないかと考えています。具体的には，グリコーゲン合成酵素キナーゼ3（glycogen synthase kinase-3：GSK-3）という酵素です。こ

れは，認知症においては老人斑形成を促進したり，神経原繊維変化を促進したり，アルツハイマー病の中核となる病理を作り出す悪玉酵素ですが，実は GSK-3 は双極性障害の原因の一つとしての位置づけもあります[38〜40]。リチウムは GSK-3 を抑制することがわかっています[41]。すなわち，GSK-3 は，通常の生理的な機能も有していますが，認知症と双極性障害を引き起こす意味で悪玉酵素であり，リチウムは GSK-3 を抑えてくれるので，双極性障害も認知症も良くなるのかもしれません。

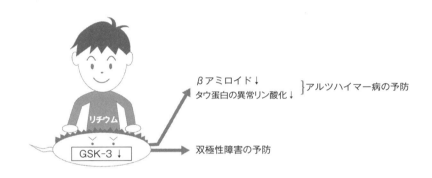

リチウムが GSK-3 を抑制することで，βアミロイドの産生やタウタンパクの異常リン酸化が抑えられアルツハイマー病の予防につながる可能性と，双極性障害の予防につながる可能性がある

　さて，リチウムによる体重増加はそれほど多くなく，むしろ私は併用薬の副作用と考えています。他方，消化器症状に関しては，リチウムの開始時あるいは増量時に胃がむかむかしたり，吐き気がすることがあります。注意すべきは，脈が遅くなる徐脈や洞機能不全症候群を稀に生じることです。例えば脈が80／分の人なら，リチウム投与によって徐々に50／分くらいまで落ちてそこから落ちないのが一般的ですが，稀にさらに落ちてくる場合があります。これは洞機能不全症候群を生じている可能性が高いのです。

　ある患者は，ご主人が医師でした。ご主人は，ご自分のクリニックで双

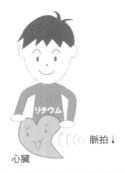

リチウムは稀に心臓の動きを遅くする

極性障害の奥さんにリチウムを飲ませていました。躁病は確かに良くなりましたが，失神して倒れるようになりました。大学病院に紹介されたところ，徐脈が生じていることがわかり，ホルター心電図を24時間装着してもらって調べたところ，夜間に5秒間の心停止がありました。リチウムの作用により，心臓で脈を作り出す機能（洞機能）が落ちて動かなくなってしまったのです。リチウムを止めたら良くなりましたが，稀なケースと言えるでしょう。このような洞機能不全症候群になる前に徐脈になることが多いので，ときどき脈を取ることが大切です。ちなみに，この患者は，リチウム以外の気分安定薬が効かず，やむなくリチウムの再投与が必要になりましたがやはり洞機能不全症候群を生じました。そこで，ご本人や家族とも話し合い，心臓にペースメーカーを植え込みました。その結果，リチウムをしっかり投与できるようになりました[42]。

　催奇形性にも注意が必要で，リチウムに特異的なものとしてはエプスタイン奇形があります。これは，受精卵からいろいろな臓器が出来始める妊娠第1期にリチウムに曝露すると，心臓の弁に異常が起きたり心臓の壁に穴が開いたりする奇形です。このような危険性があるので，本邦では妊娠中の患者や，妊娠を予定しているような方にはリチウムは禁忌になっています。

リチウム中毒

　リチウムはとても効果のある薬ですが，使い方が難しいところがあります。リチウムは他の向精神薬と異なり，有効濃度（0.4〜1.2 mEq/L；文献によっては0.6〜1.0mEq/L）と中毒濃度（一般的に1.5 mEq/L以上）が近接しているので，脱水や併用薬，腎機能障害や過量服薬などで中毒を起こす危険性があります。リチウム中毒の重症度を判断する指標としては，嘔吐やけいれん，下痢，意識障害などの臨床症状に加え，リチウムの血中濃度も参考になります。一般的に，2mEq/Lを超えると生命へ危険を及ぼす可能性がありますので，迅速な対応が必要です。

　リチウム中毒には急性中毒と慢性中毒があります。慢性中毒としては，リチウムを医師の指示通りに服用している患者が，脱水や併用薬の影響を受け，リチウムの濃度が徐々に上がる場合です。急性中毒としては，リチウムを処方してもらってもきちんと飲まない，飲み忘れがあって効果が出ない，その結果うつ病が再発して死にたくなって大量服薬した場合です。急性中毒の場合，注意しておかなければならないことがあります。これは実際に私が勤務する病院の救急外来にかかった患者の話です。患者が自宅で薬を大量に飲みました。お母さんがゴミ箱に捨ててあった薬の包装シートを見たら「リーマス」と書いてある。リチウムです。大量服薬が疑われ，救急搬送されてきました。血中のリチウム濃度を測ったところ，0.4mEq/Lでした。治療濃度の下限で中毒濃度ではありません。担当の先生が自宅に帰していいかと私に連絡してきたので「いやちょっと待て，こういうことがある」と次のように説明しました。リチウムは製剤の特徴上，水分を含むとくっつきやすくなります。大量のリーマスを一度に飲むと，食道から胃に入って塊を作ってしまうのです。胃の次には小腸があります。既にいくつか報告がありますが，大量に飲んだリチウムは小腸の中

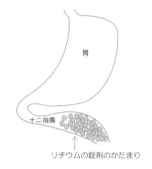

リチウム中毒の際の錠剤のかたまり

で固まって丸い塊を作ってじっとしています。そうすると表面積が小さくなるからなかなか溶けません。

　そのため当初は血中リチウム濃度は 0.4mEq/L でしたが，2，3 時間経ち，だんだん溶けてバラバラになっていくと濃度が急激に上がるので，3 時間後に測ったら 3mEq/L でした。この患者はすぐに血液透析をしてもらって命は助かりました。このように，大量服薬による急性中毒の場合，リチウムの濃度を 1 回測って治療濃度にあるからと家に帰すのは非常に危険で，2，3 時間，時間をおいてもう一回測るのが鉄則です。小腸に移って塊がバラバラにほどけると，表面積が一気に大きくなるので溶けやすくなって，濃度が急激に上がります。そうなると血液透析をしなければなりません。血液透析をしてリチウムをどんどん出さないと患者は大変危険な状態になります。血中濃度がそれほど上昇しなかった場合にも，少なくとも点滴をして体内に残ったリチウムの腎臓からの排泄を促進しておきましょう。

リチウムの濃度管理

　リチウムを投与する際は，必ず血中濃度の測定が必要です。リチウムは

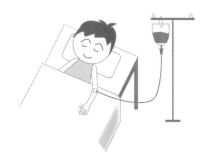

比較的軽症のリチウム中毒の対応

投与開始ないし投与量を変更してから5日から1週間で定常濃度に達します。したがって，投与初期または投与量を増量した時には1週間に1回，維持量の投与中には3カ月に1回程度，早朝服薬前の血中リチウム濃度を測定します。これらは，薬の添付文書にも書いてありますし，しっかり測らなければなりません。某クリニックに通っておられる患者で，少量のリチウムを何年も投与されているけれど一回も血中濃度を測ったことがない人がいましたが，それはだめです。おそらく，そこの先生は，リチウム中毒を起こさないように，しかもリチウム濃度を測らなくて済むように，少量にしていると思いますが，それでは有効濃度に達しません。リチウムを開始したなら，きちんと血中リチウム濃度を測定するのが大事です。

　リチウム療法で基準となる有効濃度は 0.4〜1.2mEq/L ですが，この濃度域は多くの患者が最後に服薬してから12時間後，早朝服薬前の血中リチウム濃度で作成されています。服薬して12時間後になると濃度が低くなり，ブレが小さくなって信用できる値（トラフ値）になるからです。したがって，個別の患者の血中リチウム濃度を測るときもその方法に倣ってトラフ値を測定する必要があります。朝食後に服薬して午前中の外来で採血してリチウム濃度を測定するのは意味がありません。また，薬の添付文書には朝昼夕3回分割投与と書いてありますが，私は服用時刻を夕食後・

就寝前に固めています。このようにすると，いつでも外来に来たときには12時間経過していますので，適切な血中濃度を測れることになります。

リチウムと併用しない方が良い薬

　解熱鎮痛剤として用いる非ステロイド性抗炎症薬（NSAIDs）をリチウムと併用したために，リチウム中毒を生じたという症例報告が，昔から後を絶ちません。NSAIDsによって，リチウムの腎臓からの排泄が阻害されて濃度が上昇し，リチウム中毒の危険性が生じるのです。NSAIDsにはほとんどの解熱鎮痛剤が含まれます。例えば商品名で言うとボルタレン，インダシン，ロキソニン，フェルデンなどです。

　最近では，高血圧の治療に用いるアンギオテンシン受容体拮抗薬（ARB）との併用でリチウム中毒が生じた症例が報告されています。これはナトリウムが腎臓から排泄されるときにリチウムが再吸収されて濃度が上がるからです。高血圧の治療薬は通常ノルバスクのようなカルシウム拮抗剤を使いますが，それでも下がらないときにARBがよく投与されます。ARBには商品名で言うとニューロタン，ディオバン，ブロプレス，ミカルディス，オルメテック，アジルバなどがあります。

　リチウム投与中は，非ステロイド性抗炎症薬（NSAIDs）の解熱鎮痛剤やアンギオテンシン受容体拮抗薬（ARB）をできるだけ併用しないことが大切です。

バルプロ酸

　バルプロ酸はもともと抗てんかん薬として投与されていましたが，気分安定薬の仲間入りをしました。数々の研究で，バルプロ酸がプラセボより

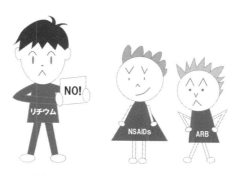

リチウムとNSAIDsやARBは相性が悪い

も有意に大きな抗躁効果を発揮することが確認されています。バルプロ酸が、ある程度の抗うつ効果を発揮することも知られています。バルプロ酸はリチウムと異なり、再発回数が多い患者や焦燥感の強い患者、混合状態や1年に4回以上再発するラピッドサイクラーの患者に効きやすいのです。また、リチウムと異なり、バルプロ酸はむしろ不機嫌な、不快躁病に効きやすいという特徴があります。

　バルプロ酸はリチウムほどには有効濃度と中毒濃度は接近していません。しかし、有効濃度へ到達したかどうか調べるためには、早朝服薬前の血中バルプロ酸濃度を測定することが必要です。躁病に対する有効濃度は70μg/mL以上と言われています。検査会社のデータには参照値として50〜100μg/mL以上と書かれていますが、それはてんかんに対してのもので、躁病の患者とは異なります。病気によって有効濃度が違うということです。50〜60μg/mLで躁病の患者に効かない場合には70μg/mL以上に増やさなければなりません。

　バルプロ酸の場合も、夕食後と寝る前に投与時刻を固めてしまえば、早朝服薬前に血中濃度をしっかり測定できます。朝も服用して外来で測ると、飲んで1時間後ではピーク値を測ってしまうことになり、意味のある

値にはなりません。

　バルプロ酸の副作用としては，嘔気，過鎮静，血小板減少，白血球減少，頭痛などがしばしば生じます。多嚢胞性卵胞症候群，高アンモニア血症，膵炎，薬疹にも注意が必要です。バルプロ酸は薬物代謝酵素を阻害するために併用薬の濃度を上げることもあります。血中アンモニアがバルプロ酸により上昇することがありますが，通常の臨床で毎回測定する必要はなく，患者が眠いとか，記憶が飛ぶとか言い出したら測れば良い話です。催奇形性も，リチウムほど重篤な危険はありませんが，気分安定薬の中では最も頻度が高く，まれに脊髄に異常が出ることがあるので，妊娠の可能性がある女性には投与しない方が良いということになります。

カルバマゼピン

　カルバマゼピンも抗てんかん薬として投与されていた薬ですが，鳥取大学の花岡，竹崎，大熊らにより気分安定薬の仲間入りをしました。数々の研究で，カルバマゼピンがプラセボよりも有意に大きな抗躁効果を発揮することが確認されています。リチウムやバルプロ酸と異なり，強力な鎮静作用があります。このため，興奮や易怒性の顕著な躁病患者に投与すると比較的早期に落ち着いてもらえます。ラピッドサイクラーなど再発回数の多い患者にも奏効することがあります。

　私がおよそ 30 年前にカルバマゼピンを抗躁薬として承認するための治験に関わった時，隔離されている躁病の患者に治験協力の同意をもらいに行きました。これは無作為割り付け試験と言って，あなたに新しい薬が当たるかもしれないし，効果がないプラセボが当たるかもしれないけど，躁病の治験をしたいので協力してもらえませんか，と頼んだわけです。患者は快諾してくれて，治験は翌日の朝から始まり，夕方行ってみたところ，

患者がものすごく怒っていました。「てめえ，ひどい薬出したな！」と。二重盲検試験だったので，私も何が入っているかわかりません。しかし，彼が隔離室の中でふらついて明らかにものすごい鎮静作用が発揮されているのを見て「これは新しい薬が入ったな。しかし，二重盲検試験といってもすぐにわかって意味がないな」と思いました。結局3日ほどですっかり良くなり，今度は「すごくいい薬が当たった！」と大喜びで隔離室を出て退院していきました。カルバマゼピンの鎮静作用の強さが印象的だったエピソードです。

　人によって異なりますが，リチウムやバルプロ酸を入れてもちっとも効かない，落ち着かない患者に，カルバマゼピンを投与して良くなることもあります。また，その逆もあります。ただし，バルプロ酸もカルバマゼピンも時々白血球の値が低下するので，血液検査と濃度測定はしっかりやらなければなりません。カルバマゼピンはリチウムほどには有効濃度と中毒濃度は接近しておらず，治療濃度は厳密には同定されていませんが，てんかんに対する有効濃度（5〜10μg/mL）を援用しています。実際，臨床現場では躁病に対するカルバマゼピンの治療濃度は5〜10μg/mL に近いと思います。リチウムやバルプロ酸と同様に，夕食後と寝る前に投与時刻を固めて，早朝服薬前の血中濃度測定を行います。

　カルバマゼピンの副作用として，めまい，傾眠，嘔気，嘔吐，薬疹などがしばしば生じますが，肝機能障害，血小板減少や白血球減少などを認めることもあります。さらに，稀ながら全身症状を伴う重篤な薬疹（スティーブンス・ジョンソン症候群）を生じることがあります。薬疹は全身に広がり，皮膚が真っ赤になり，目とか粘膜に広がることもあります。私の患者がスティーブンス・ジョンソン症候群を生じたことがあり，すぐにカルバマゼピンを止めてステロイドを入れて良くなりましたが，非常に大変でした。こういう副作用も稀にありますので，皮膚に対する注意を怠ら

ないようにしましょう。また，カルバマゼピンは薬物代謝酵素を誘導する
ため，併用薬の濃度を下げることもあります。

ラモトリギン

　気分安定薬の三兄弟（リチウム，バルプロ酸，カルバマゼピン）に対
し，妹的な存在に当たるラモトリギンは，抗てんかん薬として開発されて
気分安定薬の仲間入りをした薬の中で最も新しいのです。数々の研究で，
ラモトリギンがプラセボよりも有意に大きな抗うつ効果や再発予防効果を
発揮することが確認されています。他の気分安定薬と異なり，ラモトリギ
ンは抑うつエピソードの治療や再発予防が得意です。したがって，双極Ⅰ
型障害よりも，双極Ⅱ型障害の方が効果を発揮しやすいといえます。

　以下に示すのは双極Ⅱ型障害の患者で，ラモトリギンが著効した患者で
す。30歳代女性，父親が双極性障害でした。高校生の時に，抑うつエピ
ソードで発症しました。口数が少なくなり，食事もとらなくなり，学校を
しばしば休み，登校しても保健室で休んでいました。夜も眠れず，成績も
急激に下降しました。入院して，うつ病の診断のもとに，抗うつ薬での治
療を開始されましたが最初の抗うつ薬ではなかなか奏効せず，次の抗うつ
薬でようやく改善し退院しました。高校卒業後，専門学校へ進学のため，
Ａ市へ転居・転医し，その後，治療が終結されていました。ところが，
20歳代後半に再発し，抑うつ気分，思考制止，意欲低下，自殺念慮，全
身倦怠感，不眠が生じ，2回目の入院となりました。これ以後，毎年のよ
うに再発し，入院を6回繰り返しました。電気けいれん療法に至ったこと
もあります。6回目入院では，当院満床のため，Ｂ病院へ入院し，フルボ
キサミン 100mg/日，トラゾドン 50mg/日，オランザピン 15mg/日の併用
療法で改善せず退院し，当科へ再度紹介され，これ以後，私が主治医とな
りました。この時点では，まだうつ病の診断のもとに加療していました

第5章　双極性障害の治療　　55

（注：そもそも父親が双極性障害であること，再発が毎年のように生じていることから［うつ病の再発回数が3回以上はそれ自体が躁的因子］，この時点で双極スペクトラムの疑いを持つべきでした）。

　徐々に処方変更しましたが改善せず，さらに増強療法目的でリチウム600〜800mg/日追加，そしてオランザピンをアリピプラゾール6〜12mg/日へ変更しましたが，十分な改善は得られませんでした。そのうち「調子はまあまあいい方で，来週は友人と食事に行って泊まる。それで落ち着かない。あれを持って行こうとか，これを着て行こうとか，何か落ち着かず，しょっちゅう盛り上がっている。楽しいのは楽しいが，友人からは『あなたは昔から前もってはしゃいで疲れる』と言われた」と話します。軽躁エピソードかと疑い，丁寧に過去を遡ると明らかに軽躁病エピソードの存在を認めました。ここではじめて診断をうつ病から双極Ⅱ型障害へ変更した次第です。

　その1カ月後，「友人のところへ行って1，2週間は良かったが，ここ1週間は朝起きてもカーテンが開けれない。何か頭がぼーっとしている。覚えようと思っても覚えれない。だらだらしています。やる気もなく，家事もやってない」と抑うつ状態を呈しました。「生きている価値がない。誰か殺してくれるなら死んでもいいかなと――。何をしても楽しくないし，ピンとこない」と自殺念慮や離人感も訴えました。さらにバルプロ酸400〜800mg/日を追加しましたが，「人の言っていることがわからない。耳に入ってこない。何もかも面倒くさい。ここ2，3日は生まれ変わるぞと髪を切りに行ったり，友人と遊びに行ったりした。すごくきついのに，やらずにおれない感じです。集中できない。食べていないと落ち着かず，暇があれば食べている。スナック菓子やジュースなど甘いものが食べたくて仕方がない」と混合状態か非定型を疑わせる状態が続きました。「寝て食べて携帯をいじって手を洗って1日が終わります。イライラがあり，死にた

くなるが，自殺を抑えることは出来ています」と訴える時期もあれば，「1日で何回も気分が変わって，なんかだめだなあと思うこともあれば，その2時間後にしゃべりすぎたり，はしゃいだりという日が何日かあった」とウルトラ・ラピッドサイクリングを疑わせる時期もありました。それまで併用していた抗うつ薬を漸減中止しましたが，「わけもなくイライラして夫を罵ったりする。ともかく落ち着いていられない。歩き回る」と訴えました。精神科外来の待合室でじっと座っておれず，病院の廊下を歩きまわる状態でした。このように混沌とした状態であったので，再三にわたり患者に入院を勧めましたが，入院だけはしたくないと拒否が続きました。

　この時点で，ラモトリギンを 25mg/日から隔日投与で開始しました。ラモトリギン開始 2 カ月後に「ラモトリギンが 75mg/日になったら，赤い湿疹が広がったので 50mg/日にしたらおさまった。精神的にはかなり良い状態」と言い出しました。しかし過去の出来事をしばしば振り返り，抑うつ的になることがあるため，湿疹が生じないことを確認しながら，ラモトリギンを漸増しました。ラモトリギン開始 8 カ月後に「普通です。良くも悪くもなく，湿疹もない。夜は 7 時間くらい寝れており，食事も普通です」と言いました。この時の併用薬は，バルプロ酸 800mg/日と少量の睡眠導入剤のみでした。活動性がやや低い状態が続いていたために，私は悩んだ末に，ミルタザピン 15mg/日を追加したところ，1 カ月後くらいから「久しぶりに美容院へ行こうかなとか，久しぶりにコンタクトを入れようかなとか——。自分にとって一番興味があるのは自分をきれいにすることです」ときれいに化粧して来ました。軽躁状態かと私は心配しましたが，そのままで経過を追うことにしました。ラモトリギン開始 10 カ月後に「だいぶ良いです。午前中に洗濯して干して——。一念発起して豚しゃぶを作りました。調子に乗って 2 日続けてやると疲れました」，「ラモトリギンだけの時よりは，ミルタザピンを併用した方がちょっと上がったくらいで保てます。自分の感情がまっすぐになった感じです」と好評でした。

ラモトリギン開始13カ月後に「調子はいいです。気分の波もなく，あまり考え込むこともない。人生の中で一番良いと思います」と言いました。その後，ミルタザピンやバルプロ酸は漸減中止し，ラモトリギン開始5年後の処方は，ラモトリギン200mg/日と少量の睡眠導入剤のみで，血中ラモトリギン濃度は8.8μg/mLでした。さらに10年後の処方も同じで血中ラモトリギン濃度は9.0μg/mL，そしてこの10年間再発なく正常気分で維持できています。

　（症例小括）双極II型障害の患者が，当初はうつ病として抗うつ薬に反応しましたが，そのうち電気けいれん療法も必要となり，さらにはさまざまな薬物療法に抵抗を示し，多彩な病像を示しました。患者は長期にわたり大変な苦労をし，主治医も悩み苦しみました。最終的にはラモトリギンが奏効しました。ラモトリギンをこのような症例に試みる価値があるということが一つの教訓ですが，この症例におけるもう一つの教訓は，「主治医が決してあきらめないこと！」です。主治医が匙を投げたら終わりですが，患者のみならず主治医も耐えれば，いつか好転する可能性も残されます。

　さて，ラモトリギンの副作用には，頭痛，眠気，めまい，吐き気，発疹などがあります。実際にラモトリギンを投与すると，100人中10人くらいは手背などに赤い発疹が出てしまいます。この10人中9人くらいは上記の症例のように，少し減量してしばらく経つと消えますが，10人に1人（全体の100人に1人）は全身に広がって真っ赤になり，スティーブンス・ジョンソン症候群となります。皮膚だけではなく，眼や粘膜にも症状が出ます。限局した発疹が退縮するようならラモトリギンは継続できますが，広がり始めたら中止すべきです。

　ラモトリギンの有効血中濃度について，我々が少し研究しているので紹

介します。ラモトリギンの治療濃度は実際には広く認められていないのですが，片山陽介博士は大学院生の時に双極性障害の患者のカルテを集めて調べました[43]。結果は，ラモトリギンの血中濃度が5～11μg/mL がもっとも効果が出て，この帯域よりも濃度が低すぎてもあまり効かないし，高すぎてもあまり効きません。つまり，5～11μg/mL がラモトリギンの有効濃度ということになります。しかしながら実際の臨床場面で，ラモトリギンの濃度を測れる医療機関はあまりないので，亀井公恵博士は大学院生の時にラモトリギンの投与量予測式を作りました[44]。

血漿ラモトリギン濃度＝0.08＋0.024×ラモトリギン1日投与量＋4.088×バルプロ酸の併用（なし＝0，あり＝1）

これは非常に簡単な予測式です。0.08 は定数項で，2番目の項にはラモトリギンの1日の投与量を入力します。3番目の項には，バルプロ酸が入っていたら1，入っていなかったら0を入力します。そして，計算すると濃度が出てくるという非常に簡単な式で，結果が5～10μg/mL に収まるようにラモトリギンの投与量を滴定すればよいのです。

なお，ラモトリギンは薬疹を比較的起こしやすいので，薬の添付文書に書いてある通り，非常に少量から時間をかけて徐々に増やしていかなければなりません。ただ，通常ラモトリギンの最終的なゴールは200mg と決まっておりますが，200mg で良くならない場合があります。この予測式を用いれば，どの程度増やしたら，あるいは減らしたら，どれくらいの濃度になるかという予測が立てられます。

非定型抗精神病薬

非定型抗精神病薬は，もともと統合失調症の治療薬として開発され保険

適用を取得しましたが，双極性障害に対してもオランザピンやアリピプラゾール，クエチアピンは保険適用を取得しています。

　まず，オランザピンはプラセボよりも有意に大きな抗躁効果や抗うつ効果を発揮することが確認されています。オランザピンの問題は食欲が出ることです。食欲増加や体重増加，脂質異常，血糖値上昇や，糖尿病の増悪を来たしやすいため，糖尿病の患者には投与禁忌です。

　クエチアピンはオランザピンと同様に，食欲増加や体重増加，脂質異常，血糖値上昇や糖尿病の増悪を来たしやすいため，糖尿病の患者には投与禁忌です。クエチアピンもプラセボよりも有意に大きな抗躁効果や抗うつ効果を発揮することが確認されています。クエチアピンは，錐体外路症状や高プロラクチン血症が生じにくいと報告されています。

　アリピプラゾールには，オランザピンのようなメタボリック症候群の副作用はありません。アリピプラゾールもプラセボよりも有意に大きな抗躁効果を発揮することが確認されています。アリピプラゾールは錐体外路症状や高プロラクチン血症を生じにくいのですが，じっとしておれなくなるアカシジアの頻度は他の非定型抗精神病薬より高いと指摘されています。

　リスペリドンは双極性障害には保険適用をとっていません。しかし，プラセボよりも有意に大きな抗躁効果を発揮することが確認されています。抗躁効果は結構強いのですが，リスペリドンは錐体外路症状や高プロラクチン血症を生じることが比較的多いのです。特に女性では月経が止まって，乳汁分泌が生じますし，男性の場合でも女性の場合でも高プロラクチン血症が持続すると骨粗しょう症になりやすく，骨がもろくなってしまいます。

　パリペリドンはリスペリドンの活性代謝産物であり双極性障害には保険

適用をとっていません。プラセボよりも大きな抗躁効果を発揮することが確認されており，副作用としては，頭痛，眠気，アカシジアが比較的多いとされています。

　アセナピンも双極性障害に適用をとっていませんが，プラセボよりも有意に大きな抗躁効果を発揮することが確認されています。アセナピンは舌下錠であるため，舌の奥に 10 分程度留めおくように指示されていますが，実際には 2 分程度留めおけばかなり吸収されることがわかっています。副作用としては，にがみや舌のしびれの他に眠気やめまいなどがあります。

　さて，双極Ⅰ型障害患者の躁病エピソードに対する 18 の実薬とプラセボについて投与開始 3，4 週間後の抗躁効果を比較した 57 の RCT を対象に，ネットワーク・メタ解析を行った研究があります[45]。その結果，抗躁効果が 1 番強かったのはリスペリドンです。次にハロペリドールやオランザピンです。リチウム，カルバマゼピンは中くらいで，バルプロ酸は順位的には低いです。バルプロ酸の抗躁効果が大きくないのは，先述したように抗躁効果の治療濃度が $70\mu g/mL$ 以上であるのにかかわらず，抗てんかん薬の治療濃度である $50\mu g/mL$ を参考にして治験を行っていて，$70\mu g/mL$ まで濃度が上昇していない症例がかなり多いのではないかと思います。つまり，バルプロ酸の抗躁効果が小さいのは，濃度が低いからかもしれません。ラモトリギンには抗躁効果は認められませんでした。これがラモトリギンの薬理作用に抗躁効果がないためか，薬疹を予防するために少量から少しずつ増量するために，躁病の状態に対して抗躁効果が発揮される濃度に迅速に至らなかったためかは不明です。

双極性障害患者の入院

　入院を考慮するのは，躁病が中等症から重症であり，特に興奮や攻撃的行動が目立つ場合です。本人もなかなか自分を抑えきれないし，周囲に危害を加えることにもなるので，入院治療が必要です。病識がない，もしくはアドヒアランスが悪い，薬を処方しても飲まない患者にも入院していただき，きっちり薬を飲んでいただきます。規則的に服薬しても薬物に対する反応性が悪い，薬が効きにくい，もしくはラピッドサイクラー化している人たちも入院適用です。入院後にしっかりと薬物調整や生活指導を行います。

　家族側の問題としては，そもそも家族がいない人が時々います。単身の場合は入院させて，しっかりケアした方が望ましいと考えられます。家族がいても機能していない，あるいは病気ではないと家族が言い出すことがあり，医療者側は困ります。しかし，患者の途方もないエネルギーを勘案すると，まもなく家庭生活が破綻するのが容易に予測できます。例えば奥さんがご主人の面倒をみようとしても，ご主人が勝手気ままにしてそれを注意した奥さんに暴力を振るうこともありますから，そのようなときには繰り返し入院を説得します。任意入院が望ましいですが，本人が入院を拒否すると家族の同意に基づく医療保護入院となります。

第6章 日本うつ病学会の双極性障害治療ガイドラインと関連文献の紹介

　気分障害の治療ガイドラインは日本うつ病学会の気分障害の治療ガイドライン作成委員会が作成しており，加藤忠史先生，神庭重信先生，山田和男先生と私の4人で執筆しました。本ガイドラインには躁病エピソードの治療，抑うつエピソードの治療，維持療法の3つについて，どのような治療が推奨されるか書かれています。本書においては，斜体字でガイドラインの概要を示すことで，その骨組みを紹介するとともに，私見や最新の知見を付け加えて解説します。

躁病エピソードの治療

　軽躁状態の場合にはリチウム単剤治療が推奨され，躁状態が中等度以上の場合，最も推奨される治療はリチウムと非定型抗精神病薬（オランザピン，アリピプラゾール，クエチアピン，リスペリドン）の併用です。次に推奨されるのがバルプロ酸，非定型抗精神病薬（オランザピン，アリピプラゾール，クエチアピン，リスペリドン，パリペリドン，アセナピン），カルバマゼピン，バルプロ酸と非定型抗精神病薬の併用です。その他の推奨されうる治療は，気分安定薬2剤以上の併用と気分安定薬と定型抗精神病薬（クロルプロマジン，スルトプリド，ハロペリドール，レボメプロマジン，チミペロン，ゾテピン）の併用，修正電気けいれん療法です。

双極性障害の再発予防を視野に入れた急性期治療として気分安定薬を投与すべきですが，特にリチウムには即効性がないため，躁病エピソードには，何らかの非定型抗精神病薬を最初は併用する必要があります。躁病は非常にエネルギーが亢進して，興奮したり攻撃的になったりするので患者自身も周囲も大変なのですが，それを乗り切るために非定型抗精神病薬で鎮静をかけていくことが必要ということです。落ち着いてきたら非定型抗精神病薬は徐々に減らして中止します。

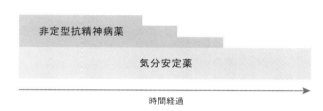

気分安定薬を主剤に非定型抗精神病薬を併用する

抑うつエピソードの治療

推奨される治療はクエチアピン，リチウム，オランザピン，ラモトリギンで，その他の推奨されうる治療は，リチウムとラモトリギンの併用，修正電気けいれん療法です。推奨されない治療は，三環系抗うつ薬の使用と抗うつ薬による単独治療です。

躁病エピソードと同様に，抑うつエピソードの治療も，再発予防を視野に入れた急性期治療が望まれます。推奨される治療のうち，保険適用をとっているのはクエチアピンとオランザピンの2つだけです。リチウムは躁状態に対して，ラモトリギンは再発予防でしか保険適応が認められてい

ませんが，先述しましたように，リチウムは血中濃度を0.9mEq/L付近まで上げていくと，緩徐に抗うつ効果が発揮されることが報告されており[24]，ラモトリギンもさほど強くありませんが，ある程度の抗うつ効果が発揮されます[25]。

　クエチアピンに関しても，双極性うつ病に抗うつ効果を発揮できることがわかっています。例えば，クエチアピンの抗うつ効果をプラセボはもちろん，リチウムやパロキセチンと比較した研究をまとめて，特に双極Ⅰ型障害とⅡ型障害に分けて効果を比較したもの[46]がありますが，結果は双極Ⅰ型障害に関してもⅡ型障害に関してもクエチアピン＞リチウム＞パロキセチン＞プラセボと，クエチアピンが最も大きな抗うつ効果を示しました。

　なお，クエチアピンに関しては，もともとの商品であるセロクエルと新しく双極性うつ病に適応をとった商品のビプレッソと，どのように違うのかという疑問があります。内容物は同じクエチアピンですが，セロクエルよりもビプレッソの方がゆっくり溶解していきます。そのせいかどうかわかりませんが，抗うつ効果はビプレッソの方が大きく，眠気などの副作用はビプレッソの方が小さいという報告もあります[47, 48]。

抗うつ薬併用の是非

　双極性うつ病の患者に，第二世代の抗うつ薬をプラセボ対照に，気分安定薬あるいは非定型抗精神病薬に追加して，効果と躁転率を調べたメタ解析があります[49]。具体的には，リチウムを入れていた患者にパロキセチンを併用したり，オランザピンを入れている患者にフルボキサミンを併用したり，要するに気分安定薬や非定型抗精神薬をまず入れて，それだけでは抗うつ効果を得られない場合に，抗うつ薬を入れたときにどのようなこ

とが起こるかを調べた研究を集めてそれらの結果を統合したメタ解析です。

　その結果，気分安定薬もしくは非定型抗精神病薬に対する抗うつ薬の追加は，プラセボ追加と比較して抗うつ効果が有意に大きくなりましたが，その大きさは反応や寛解に至るほどではありませんでした。また，気分安定薬もしくは非定型抗精神病薬に対する抗うつ薬の追加は，プラセボ追加と比較して，躁転率は急性期には有意差を認めませんでしたが，観察期間を 52 週間（13 カ月）に延長すると，抗うつ薬追加の方がプラセボ追加よりも有意に躁転率が高くなりました。したがって，気分安定薬もしくは非定型抗精神病薬に対する抗うつ薬の追加はある程度の効果は見込めるものの，長期にわたるとやはり躁転の危険性が無視できなくなるので，短期間にとどめるべきであると警鐘を鳴らしています。つまり，気分安定薬や非定型抗精神病薬を投与している患者に，気分がなかなか上がってこないからといって抗うつ薬を追加投与するのは短期間にとどめ，良くなったらさっさと抗うつ薬を外していく方法が良いであろうということです。

維持療法の治療

　維持療法で最も推奨される治療はリチウムです。次に推奨される治療としてラモトリギン，オランザピン，クエチアピン，リチウムまたはバルプロ酸とクエチアピンの併用，リチウムとラモトリギンの併用，アリピプラゾール，リチウムとアリピプラゾールの併用，パリペリドン，リチウムとバルプロ酸の併用，バルプロ酸，薬以外の治療として心理療法や認知行動療法が挙げられています。その他の推奨されうる治療は，カルバマゼピン，リスペリドン持効性注射薬（充分な心理教育を行ってもなお服薬不遵守の患者），それら以外の気分安定薬同士，あるいは気分安定薬と非定型抗精神病薬の組み合わせ，リチウムと甲状腺ホルモン剤の組み合わせ（甲

状腺機能低下あるいは急速交代型などの場合），上記の治療に対するラメルテオンの付加的投与（不眠を伴う患者）です。推奨されない治療は三環系抗うつ薬の使用，抗うつ薬単剤による予防治療などです。

維持療法を開始する時

　維持療法を考慮すべき時は，重症の躁病エピソードが1回でもあった場合，2回以上の躁病エピソードがあった場合，重症のうつ状態を繰り返している場合，家族歴がある場合などです。躁病エピソードが重症の場合，例えば患者がひどく暴れる，警察を呼ぶ事態になる，家族に暴力を振るう，家に火をつけるなど，非常に残念な事態が起こります。重症の躁病エピソードは二度とあってはならないことなので，1回でもあれば維持療法を続けます。2回以上の躁病エピソードがあった場合，重症のうつ状態を繰り返している場合も，本人にとってつらいことなのでしばらく続けます。

維持療法の中止を考える時

　双極性障害の多くは社会的予後および生命予後を悪化させるため，ほぼ生涯にわたる維持療法が必要となりますが，例えば私の患者で毎年のように再発を繰り返していたのに定年で仕事を辞めたら気持ちがずいぶん楽になって薬を徐々に減らせるようになり，治療を終結した人もいます。その人の置かれている状況によって受けている負荷が減れば薬を減らすなり，さらには中止するなり，それで様子を見ることも選択肢としてあり得ます。治療を続けるかどうかは，患者と主治医の間で経過をみながら話し合って決めていくといいでしょう。

リチウムの再発予防効果の予測因子

　どんな患者がリチウムの予防効果を得やすいのかを検討するために，以下の条件を満たす論文を収集しメタ解析を行った研究があります。すなわち，リチウムによる予防療法の観察期間が6カ月以上あること，リチウムを予防療法の主剤として使用していること，リチウムの反応性と関連する可能性のある臨床的な因子が調査されていること，双極性障害患者を対象としていること，これらすべてを満たす研究を収集し，研究の結果をメタ解析にかけることにより検討しました[50]。

　その結果，リチウムの良好な予防効果を予測する因子は，
1.　躁病エピソード（Mania）からすぐにうつエピソード（Depression）へ移り，さらに間欠期（Interval：正常気分の期間）へ落ち着くというM-D-Iパターンをとること
2.　双極性障害の発症年齢が高いこと
の2つでした。

　逆に，リチウムの不良な予防効果を予測する因子は，
3.　双極性障害による入院回数が多いこと
4.　うつ病エピソードからすぐに躁病エピソードへ移り，さらに間欠期に落ち着くというD-M-Iパターンをとること
5.　間欠期なく気分エピソードを繰り返すContinuous Cycling（CC）パターンをとること
の3つでした。

　このような所見や私自身の経験をもとに，リチウムの効果の予測因子を図に示すと，Classicality，Recurrence，Patternの3つの軸から構成され

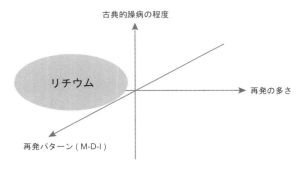

リチウムの効果の予測因子（寺尾，臨床精神薬理，2011）

る空間に表現できました。Classicality はいわゆる古典的躁病の指標であり，爽快気分や多幸感を前景とし，妄想を呈しても誇大妄想など気分に一致した妄想の範囲であり，混合状態や焦燥感が目立たない場合に，高くなります。リチウムはこのような傾向が高いほど反応しやすいのです。Recurrence は文字通り再発を繰り返すごとに高くなり，リチウムは再発が多くなると反応しにくくなります。最後に，Pattern は躁病エピソード（Mania：M）からすぐにうつエピソード（Depression：D）へ移り，さらに間欠期（Interval：I）へ落ち着くという M-D-I パターンをとることであり，これはリチウムが反応しやすいパターンです。まとめると，Classicality が高く，Recurrence が少なく，M-D-I パターンを取る双極性障害に，リチウムは効果を発揮しやすいと考えられます。

疫学研究

スウェーデンのナショナルデータベースを用いて，双極性障害と診断された3万5022名の患者を対象に，それぞれの患者が当該薬物の処方された期間と処方されていない期間で入院回数の比較を行って，薬物の再発予防効果の比較を行った研究があります[51]。リチウムは34％，バルプロ酸は27％，ラモトリギンは22％，クエチアピンは18％，オランザピンは

第6章　日本うつ病学会の双極性障害治療ガイドラインと関連文献の紹介　　69

22%，それぞれの投与によって非投与期間と比較して有意に入院を減らしましたが，カルバマゼピンは有意差がありませんでした。この研究でも，リチウムの再発予防効果が最も強力でした。

　フィンランドのナショナルデータベースを用いた疫学研究では，双極性障害で入院歴のある1万8018名を対象に，それぞれの患者が当該薬物の処方された期間と処方されていない期間で入院回数の比較を行って，薬物の再発予防効果の比較を行いました[52]。その結果，ベンゾジアゼピンや抗うつ薬が有意に再入院を増やし，気分安定薬が有意に減らしました。リチウムは33%，バルプロ酸は12%，ラモトリギンは22%といずれも有意に減らし，今度はカルバマゼピンも26%と有意に減らしました。しかし，クエチアピンは8%とかろうじて有意で，オランザピンは有意ではありませんでした。

　以上，2つの疫学研究から，リチウムがやはり最も強力な再発予防効果を有することが示唆されます。

非定型抗精神病薬 vs. 気分安定薬：同じ土俵で直接比較した臨床研究

　精神病像を伴う初回躁病エピソードを持つ患者を，リチウム（気分安定薬）とクエチアピン（非定型抗精神病薬）併用療法で治療し，精神的に安定した2，3カ月後にリチウムのみ（21名）かクエチアピンのみ（19名）に無作為割り付けされて経過を追った研究があります[53]。これはエンリッチメントデザインですが，リチウムとクエチアピンの併用療法で回復した後に，どちらかに無作為に割り付けて1年間経過を追ってどちらがより優れているかを見た比較研究で，両剤にとっての土俵は同じですのでどちらかに有利というわけではありません。結果は，クエチアピンの方が後半か

ら再発が増えて，１年後には，躁状態やうつ状態の再発予防，社会的な機能も，概ねリチウムがクエチアピンに勝った，という結果でした。

　この研究を彼らはいくつかの切り口で別の論文にしており，健常者30名を別のところから引っ張ってきて，脳の体積を比較しました[54]。先ほどの研究の被験者の脳体積を健常者と比較したところ，眼窩前頭皮質，前部帯状回，下前頭回や小脳の体積が有意に小さく，さらに両側の内包の体積も小さいとわかりました。つまり，双極性障害の人は正常者より脳が萎縮しているということです。双極性障害は，女性では９％くらいが認知症に移行すると先に説明しましたが，まさにそれを裏付けるデータで，脳の委縮が進み始めている可能性が示唆されます。左の内包においてのみ，治療期間とグループの交互作用が有意で，リチウム群がクエチアピン群よりも脳体積の減少を予防しました。解釈には２つの可能性があります。一つはリチウムも何もしておらず，クエチアピンが脳に障害をもたらして脳が萎縮したという可能性です。もう一つは，クエチアピンは何もしておらず，リチウムが脳細胞を保護するような効果を発揮して萎縮しなかったという可能性です。今までのいろいろな知見を総合すると，クエチアピンが脳に障害をもたらすというデータはないので，リチウムが脳細胞を保護する作用を発揮して萎縮しなかったのではないか。これもリチウムが認知症予防に役立つことと一致する所見だと考えています。

　もう一つの研究は，認知機能を見て言語流暢性のスコアを出しているのです[55]。先ほどの研究の被験者を対象に言語流暢性課題の一つにおいて，リチウム群はクエチアピン群よりも有意な改善を見せました。リチウム群とクエチアピン群に振り分ける前に，リチウム群の方がベースラインが低いのですが，これは無作為割り付けがうまくいっていない証拠です。しかしながら，その後の経過を見るとクエチアピンでは変化がなかったけれど，リチウムは追いついています。リチウム群で言語流暢性の課題の得点

の低い人がかなり多かったけれど，そういう人でもリチウムを飲むことで認知機能が良くなった，いずれにしてもリチウムがクエチアピンにいろいろな切り口から勝負をして勝ったという研究データになります。

心理社会的療法

心理社会的治療（いずれも薬物療法との併用）で最も推奨される治療はいずれも薬物療法との併用で，心理教育，次に推奨される治療は認知行動療法，対人関係−社会リズム療法，家族焦点化療法です。推奨されない治療は薬物療法なしに，心理社会的治療単独での治療です。

双極性障害の症状や治療についてわかりやすく説明し，治療に対するアドヒアランスを向上させることは，非常に重要なことです。特に，個々のエピソードが良くなれば治療終結ではなく，再発予防のための維持療法へ移行することは必ず説明しておく必要があります。また，リチウムなどの気分安定薬の治療濃度や中毒の危険性について説明し，採血による濃度測定や，濃度に応じた用量設定の説明も大事です。リチウムと併用すべきでない薬物の説明も必要です。これらは心理教育として一括できます。

さらに私が外来治療で重視しているものは，患者に睡眠・覚醒リズム表を毎日記入してもらい，外来受診時に持ってきてもらうことです。この表は，毎日の寝た時刻，起きた時刻，眠りの深さ，その日の気分，出来事などを記録するところがあり，この表を見ると一目瞭然でその患者の最近の状態が手に取るようにわかります。この表をもとに，患者と話し合うことで生活指導にもなりますし，気分変動がどの程度あるかも見て取れますので，薬の効果の判断も出来ます。これは日本うつ病学会のホームページからどなたでも無料でダウンロードできますので，ぜひ活用してください。

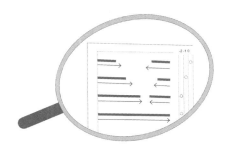 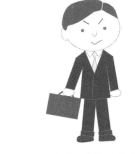

睡眠・覚醒リズム表は大事　　　リワークで復職できたサラリーマン

　それから，双極性障害の患者の治療経過は長期にわたる場合が多いので，自立支援医療（精神通院医療費の公費負担）を申請するように教えてあげるのが親切です。これにより，通常3割負担の医療費が1割負担になります。また，精神障害者保健福祉手帳を申請することで，公的交通機関の割引やハローワークでの障害者雇用の紹介などが可能になります。さらに，就労能力がきわめて低下した患者には，精神障害者に対する障害年金を申請してもらうと，承認された場合に，等級によりそれなりの年金が支給されます。これらは，患者の生活を支える公的な経済的支援であり，申請するかどうかは患者の自由ですが，まずはこのような制度があるということをわかりやすく説明し，院内の精神保健福祉士につなげる手間暇をかけるべきと私は思います。

　私が勤務する大分大学精神科ではデイケアセンターを有し，そこで作業療法とデイケアを行っています。とくに，デイケアでリワークを行い，復職に向けての支援を行っていますが，その中でも双極性障害の患者にジョブ・トレーニング以外にマインドフルネスや認知行動療法，後述する実存的アプローチも行っています。これら以外にもさまざまな選択肢を準備して，それぞれの患者に合った精神療法，心理療法を提供することを心がけています。

第7章

妊婦や妊娠可能な女性に適した気分安定薬

　そもそも双極性障害の患者が，出産後に再発する頻度は35%と高いのです[56]。したがって，再発を繰り返してきた妊婦の場合には，妊娠中にも気分安定薬による再発予防が望ましいのですが，リチウムはエプスタイン奇形という心臓の奇形などを起こす危険性があるため，本邦では妊婦には禁忌となっています。他方，ラモトリギンは奇形を起こす危険性が低いという報告があります[57, 58]。

　カルテ調査[59]では，114名が妊娠中にラモトリギンかリチウムを投与されており，これらの患者が産後うつ病のために入院した比率は11.4%（114名中13名）で，ラモトリギン群7.3%（55名中4名），リチウム群15.3%（59名中9名）と有意差はなく，むしろラモトリギンが再発予防効果が高いという結果になりました。ラモトリギンは，入院を要する産後うつ病の発症に関してリチウムに劣らなかったため，妊娠中に気分安定薬を投与する必要性がある場合，リチウムの代用薬物として有用であるという結果です。

　催奇形性を抗てんかん薬の間で比較した研究[58]があります。大きな奇形が生じる危険性が，ラモトリギンが2.8%と最も低く，カルバマゼピンは5.5%，バルプロ酸は10.3%でした。さらに投与量も関係し，ラモトリギンが325 mg/日以下では2.5%，これを超えると4.3%，カルバマゼピン

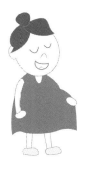

催奇形性と再発予防をてんびんに

が 700 mg/日以下では 4.5%，それを超えると 7.2%，バルプロ酸が 650 mg/日以下では 6.3%，それを超えて 1450 mg/日以下では 11.3%，それを超えると 25.2% でした。薬の種類によっても投与量によっても催奇形性が異なることがわかります。なお，対象となったのはてんかんの患者で双極性障害の患者ではありませんので，このデータをそのまま双極性障害患者の妊娠に外挿することは出来ませんが，大いに参考になるデータと思います。

第8章

光調整療法

暗闇療法とサングラス療法

　最近注目を浴びている治療法に暗闇療法（dark therapy）とサングラス療法（virtual darkness condition）があります。暗闇療法は，躁病の患者に毎日規則的に午後6時から午前8時までの14時間程度暗室内に入室していただき，明暗サイクルを作りだすことでサーカディアンリズムを再構築させて躁病を治療する方法です。暗いところにずっとこもってもらい，明暗サイクルを無理矢理作り出すのですが，14時間もずっと暗闇に閉じ込めるのは倫理的ではありません。暗闇に閉じ込める効果とは，ブルーライト（青色光）が目に入ってくると睡眠ホルモンのメラトニンが出なくなるので眠りが浅くなるため，暗室にいるとメラトニンがしっかり分泌されるということです。そこで工夫して，暗室内にわざわざ隔離することなく，青色光のみを遮断するオレンジ色のレンズの眼鏡を装着して同様の効果を期待するのがサングラス療法です。実際に，躁病の患者に青色光を遮断するオレンジ色のレンズを入れた眼鏡を装着させることによって躁状態が改善した症例が報告されています[60]。

　この研究に参加した患者は，最初の7日間は午後6時から午前8時まで透明のレンズを入れた眼鏡を装着したところ躁状態は改善せず，1日空け

て，8日目から1週間オレンジ色のレンズを入れた眼鏡を同時刻帯に装着した結果，躁状態が改善して睡眠覚醒リズムも規則正しくなりました。薬も入っていますから徐々に良くなっているのですが，透明グラスのだて眼鏡をかけてもらっているときに比べて，オレンジ色のサングラスをつけさせたらずっと良くなったという結果です。

　理論的背景を再度説明しますと，オレンジ色のレンズが540nmよりも短い波長の色（ブルーライトを含む）を遮断して網膜に届かないようにするということです。ブルーライトは睡眠ホルモンの一つであるメラトニンの分泌を抑制します。ですから午後6時から午前8時までオレンジ色のレンズを入れた眼鏡を装着させれば，室内の環境光によるメラトニン分泌抑制が回避されてメラトニンが安定して分泌されるため，眠気が持続して良く眠れます。その結果，睡眠覚醒リズムが確立して躁病が早く良くなるという理屈です。薬はもちろん入れつつ，サングラスもかけさせると早く良くなるのではないかという理論です。

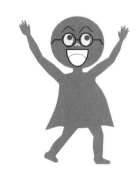

オレンジ色のサングラスをかけている躁病患者

症例数をもっと増やして無作為割付して効果を確かめる研究も出てきました[61]。32 名の躁病エピソードの患者を無作為割り付けして，オレンジ色のサングラス群と透明グラス群に割り当てました。今までの薬物療法に追加する形で午後 6 時から午前 8 時までどちらかを装着させて 7 日間経過を見ました。その結果，オレンジサングラス群は 12 名が完了し，透明グラス群は 11 名が完了しました。ヤングの躁状態評価尺度で，オレンジサングラス群は平均 14.1 点改善したのに，透明グラス群は平均 1.7 点と有意にオレンジサングラスが抗躁効果を発揮しました。ところが，爽快気分や活動性の亢進，性的な欲求や睡眠など，いろいろな項目を見てみると，睡眠に関して実はあまり良くなっていません。睡眠の改善には有意差がないのです。睡眠に関して良くなっていないのに，全体として躁状態が良くなる理由を考えてみると，おそらく仮説が間違っているかもしれません。ブルーライトを遮断することでメラトニン分泌を抑制して睡眠を改善するから抗躁効果を発揮するという仮説でしたが，我々は他に理由があると考えています。

　そこで，我々の研究室の平川博文助教は環境光の機能と関係を調べました[62]。その結果，環境光が増えれば増えるほど小脳虫部の機能を抑えられるということを突き止めました。そもそも，小脳虫部は気分が上がりすぎないように大脳にブレーキをかけているという先行研究があります。つまり，小脳虫部の機能は通常気分を抑える働きをしていますが，環境光が減ると小脳虫部の機能が上がり，気分が今まで以上に抑制されることになります。つまり，通常のサンクラスで昼間に光を遮断しても気分を抑制できるだろうという予測が立ちます。

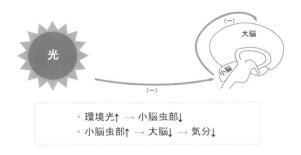

　ということは,ブルーライトの問題ではないので,普通のグレーサングラスで昼間に環境光を遮断しても良いはずです。そこで,白浜正直講師は躁病の患者に普通のサングラスをかけてもらい,躁状態が良くなるかどうかを試しているところです。図は軽躁状態の患者2名にグレーサングラスをかけてもらったところ,軽躁状態が早期に改善したという経過図です[63]。

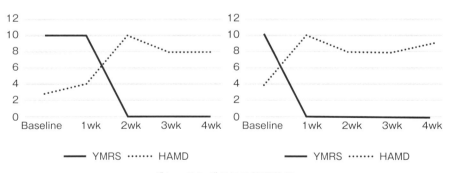

グレーサングラスの抗躁効果

　二症例の経過を左右に示していますが,いずれもそれまでの薬物療法に加え,グレーサングラスを昼間に装着することで速やかに軽躁状態は改善しました。逆に軽うつが出現しましたが,サングラス装着を4週間後に中止してから速やかに改善しました[63]。なお,図のYMRSはYoung Mania

第 8 章　光調整療法　　79

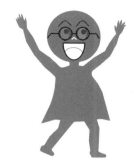

グレーサングラスをかけている躁病患者

Rating Scale で躁状態の評価尺度，HAMD は Hamilton Depression Rating Scale でうつ状態の評価尺度を示します．

環境光と抗うつ効果

　他方，季節性うつ病に対する高照度光療法のように，光を照射することで抑うつ状態が改善することが知られています．これに関しては，河野健太郎助教が PET を用いた研究で，高照度光照射を 5 日間続けることで，健常者の脳の右嗅球で糖取り込みが亢進することを示し，この部位における神経新生の可能性を示唆しました[64]．高照度でなくとも，環境光でもハミルトンの抑うつ評価点が低くなることを私は帆秋病院の帆秋伸彦院長とともに確認しました[65]．このメカニズムに関して，先程の平川博文助教の研究[62]を再度，引用して説明します．彼は，環境光が増えれば増えるほど小脳虫部の機能を抑えられるということを突き止めましたが，小脳虫部は気分が上がりすぎないように大脳にブレーキをかけていますので，環境光が多いほど小脳虫部の機能が下がり，大脳へのブレーキが解除されて気分が上がることになります．

環境光↑ → 小脳虫部↓ → 大脳↑ → 気分↑ → **うつ状態の改善**

このように光を調整すると気分の調整ができる可能性があります。先述した睡眠・覚醒リズム表にどの程度光を浴びたか，もしくは天気を記入することで，睡眠・覚醒リズムの安定化による気分の安定化以外に，光の調整による気分の安定化が図れることが期待できそうです。

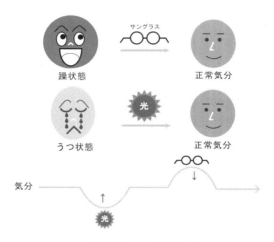

うまく光を調整して正常気分に

第9章

実存的アプローチ

　先程，心理社会的療法のところで言及しましたが，実存的アプローチについて説明します。医療者は，当然ながら病気だけを話題にするのではなく，その患者自身の人生に目を向けた会話をすることが必要です。それぞれの患者の個別性に合わせた実存的な関わり（アプローチ）と表現してもいいかもしれません。これは坂井亜果里医師が博士論文としてまとめています[66]。

　まずは，仕事や趣味，あるいは家族など，どんなに些細でもその人なりに大事にしてきたことや続けてきたことを「素晴らしいですね」と称賛し，その人の自尊心が高まるように支持します（実存的アプローチのパターン1：条理の枠内で，報われた地道な努力を称賛する）。努力した結果，何らかの成果が得られる条理の世界に対し，一生懸命やっても報われないのが不条理の世界です。さまざまな苦労をしながらもその人なりに病気と一生懸命に付き合ってきたことをしっかりと取り上げて，「失敗したけれども，精一杯あなたは頑張ったよね」と地道な努力や忍耐を賞賛し，敬意を表することもまた重要です（パターン2：不条理の枠内で，報われなかった地道な忍耐を称賛する）。例えば，学業や仕事をあきらめた，家族内が揉めて離婚に至った，その人が双極性障害のような病気になったために出来なくなったことなど，悔しい思いをしながらあきらめたことがあるわけです。さまざまな制約を受けて心理的・経済的な負担が増えたこ

と，さまざまな苦労を抱えることになった悔しさや歯がゆさにも共感します。無論，その人自身にはなり得ないので共感には限界がありますが，患者にできるだけ寄り添うように感じて，それを敬意のこもった言葉にして患者に返していくことが大事です。

　すなわち，患者の人生を視野に入れて，条理の部分に対してはその方が続けてきたことや成功したことを称賛する。不条理な部分に対しては，困難や苦痛に耐えてきたことを称賛するという2つが大事だと思います。

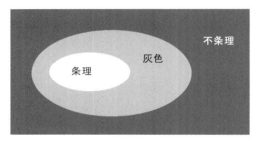

医療者に望まれる実存的アプローチ：条理と不条理それぞれにアプローチする

　人間万事塞翁が馬で，最終的には患者自身が条理か不条理か決めていくことですが，医療者の側が患者の人生に敬意を払う，特に双極性障害やがんなど特に深刻な病気と付き合いつつ，大変な人生を生き抜いてきたこと自体を素晴らしいこととして，心からの敬意を表することができれば，患者自身は自分のありのままの人生を否定することも，病気から目をそむけることもなくなると思います。それはひいてはアドヒアランスの向上につながり，医師と共に治療計画を立て，決定に従って自ら行動することにつながってきます。再燃や再発，病気の長期化，死への恐怖に対して患者が奮起するには，医療者が日頃の診療の中で常に患者と実存的な関わりを持つことが要請されると，いつも心のどこかに置いておく必要があると思います。

私の患者で，双極性障害とアルコール依存症を持ち，単身生活をしている男性がいます。彼は精神科医との関係性がなかなか成立せず，精神科クリニックを転々としている中で，私が外勤で行っているクリニックを初診しました。彼は，ある会社の社長さんの息子さんで会社を継ぐことになっていましたが，その当時はやりたい放題で親から勘当されました。その後，他の仕事に就き地道に働き結婚しましたが，双極性障害の発症により仕事を辞め，離婚しました。絶望と寂しさの中でお酒におぼれ，アルコール依存症になりました。さらに，別れた奥さんにお金を無心されて，経済的な苦労も並大抵のものではありませんでした。そのような生活史を丹念に傾聴し，これまでの苦労をねぎらったところ，彼は私と一緒に治療を頑張っていく気になり，数年間私のところに通院しています。ただ残念なことに，断酒の目的でクリニックに入院した際にがんが見つかり，他院で手術した後，今は経過観察中ですが，食事がとれなくなりクリニックに再入院しています。私は，精神疾患に加えてがんにもかかってしまったという彼の不条理に共感して共に嘆くとともに，禁酒して栄養をつけるように指導しました。すると，クリニックを抜け出して酒を買いに行くような逸脱行為も行わず，高齢者と同室の不自由な病室できちんとした入院生活を送るようになり，私は診察のたびにそのことを高く評価しました。以前の患者であれば投げやりな言動が出たと思いますが，まったくそのような気配はなく，次回の手術に向けて緊張感のある入院生活を送っています。支えることの大切さは，この患者の事例から理解していただけるでしょう。

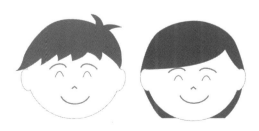

幸せは患者自身が決めること

おわりに

　皆様の読後感はどうでしたか？ できるだけ，科学的根拠に基づく説明を試みたつもりですが，理解が難しいところがあれば，ひとえに私の説明が拙いことということでご容赦ください。本書のイラストの作成に際しては，私が原図を描いて大家清美教授秘書に整えてもらう過程で，大いに貢献してもらいました。この場を借りて，お礼申し上げます。

　私は今まで，双極性障害関連の本として『21世紀のリチウム療法』（単著，新興医学出版社，2006）や『双極性障害の診断・治療と気分安定薬の作用機序』（和田昭彦先生と共著，新興医学出版社，2010）を執筆してきましたが，その当時も今も，双極性障害の治療においてリチウムを凌ぐ薬物が出てきていないことを実感しています。本書の特色の一つは，このリチウムをいかにうまく使いこなすか，そしてリチウム効果の届かない領域を他の薬物によっていかにうまくカバーするか，紙面を割いて解説したところです。

　本書が双極性障害の診療に携わる医療者のお役に立ち，さらには双極性障害に苦しむ患者に回復や心の安定をもたらすものであることを祈念しつつ，筆を置きます。

文献

【第 1 章】

1) American Psychiatric Association：Diagnostic and statistical manual of mental disorders：DSM-5. American Psychiatric Association, Washington, D. C., 2013.（高橋三郎, 大野裕監訳：DSM-5 精神疾患の分類と診断の手引. 医学書院, 東京, 2014.）

2) 川上憲人：第 3 章 疫学. 上島国利, 樋口輝彦, 野村総一郎, 大野裕, 神庭重信, 尾崎紀夫編：気分障害. 医学書院, 東京, 2008.

3) 大野裕：気分障害. 精神経誌, 109；876-881, 2007.

4) 野村総一郎：第 1 章 歴史と概念の変遷. 上島国利, 樋口輝彦, 野村総一郎, 大野裕, 神庭重信, 尾崎紀夫編：気分障害. 医学書院, 東京, 2008.

5) Akiskal, HS., Akiskal, KK., Haykal, RF. et al.：TEMPS-A：progress towards validation of a self-rated clinical version of the Temperament Evaluation of the Memphis, Pisa, Paris, and San Diego Autoquestionnaire. J Affect Disord, 85（1-2）；3-16, 2005.

【第 3 章】

6) Akiskal, HS., Pinto, O.：The evolving bipolar spectrum. Prototypes I, II, III and IV. Psychiatr Clin North Am. 22（3）；517-534, 1999.

7) Akiskal, HS., Akiskal, KK., Lancrenon, S. et al.：Validating the bipolar spectrum in the French National EPIDEP Study：overview of the phenomenology and relative prevalence of its clinical prototypes. J Affect Disord, 96（3）；197-205, 2006.

8) Abe, K., Ohta, M.：Recurrent brief episodes with psychotic features in adolescence：periodic psychosis of puberty revisited. Br J Psychiatry, 167（4）；507-513, 1995.

9) Abe, K., Ohta, M.：Recurrent brief episodes with psychotic features in adolescence：periodic psychosis of puberty revisited. Psychiatry Clin Neurosci, 52 Suppl；S313-316, 1998.

10) Ghaemi, SN., Ko, JY., Goodwin FK.：The bipolar spectrum and the antidepressant view of the world. J Psychiatr Pract, 7（5）；287-297, 2001.

11) Stahl, SM.：Stahl's Essential Psychopharmacology：Neuroscientific Basis and Practical Applications, Third Edition. Cambridge University Press, New York, 2008.

12) Akiskal, HS.：Searching for behavioral indicators of bipolar II in patients

presenting with major depressive episodes : the "red sign," the "rule of three" and other biographic signs of temperamental extravagance, activation and hypomania. J Affect Disord, 84 (2-3) : 279-290, 2005.

13) Lara, DR., Bisol, LW., Ottoni, GL. et al. : Validation of the "rule of three", the "red sign" and temperament as behavioral markers of bipolar spectrum disorders in a large sample. J Affect Disord, 183 : 195-204, 2015.

14) Goto, S., Terao, T., Hoaki, N. et al. : Cyclothymic and hyperthymic temperaments may predict bipolarity in major depressive disorder : a supportive evidence for bipolar II 1/2 and IV. J Affect Disord, 129 (1-3) : 34-38, 2011.

15) Terao, T. : Bipolar spectrum : Relevant psychological and biological factors. World J Psychiatry, 2 (5) : 71-73, 2012.

【第 4 章】

16) Goodwin, FK., Jamison, KKR. : Manic-depressive illness : bipolar disorder sand recurrent depression, Second edition. Oxford University Press, 2007.

17) Geller, B., Zimerman, B., Williams, M. et al. : Bipolar disorder at prospective follow-up of adults who had prepubertal major depressive disorder. Am J Psychiatry, 158 (1) : 125-127, 2001.

18) Musliner, KL., Østergaard, SD. : Patterns and predictors of conversion to bipolar disorder in 91 587 individuals diagnosed with unipolar depression. Acta Psychiatr Scand, 137 (5) : 422-432, 2018.

19) Keller, MB., Lavori, PW., Coryell, W. et al. : Bipolar I : a five-year prospective follow-up. J Nerv Ment Dis, 181 (4) : 238-245, 1993.

20) Judd, LL., Akiskal, HS., Schettler, PJ. et al. : The long-term natural history of the weekly symptomatic status of bipolar I disorder. Arch Gen Psychiatry, 59 (6) : 530-537, 2002.

21) Judd, LL., Akiskal, HS., Schettler, PJ. et al. : A prospective investigation of the natural history of the long-term weekly symptomatic status of bipolar II disorder. Arch Gen Psychiatry, 60 (3) : 261-269, 2003.

22) Kessing, LV., Olsen, EW., Mortensen, PB. et al. : Dementia in affective disorder : a case-register study. Acta Psychiatr Scand, 100 (3) : 176-185, 1999.

【第 5 章】

23) Kessing, LV., Bauer, M., Nolen, WA. et al. : Effectiveness of maintenance therapy of lithium vs other mood stabilizers in monotherapy and in combinations : a systematic review of evidence from observational studies. Bipolar

Disord, 20 ; 419–431, 2018.

24) Worrall, EP., Moody, JP., Peet, M. et al. : Controlled studies of the acute antidepressant effects of lithium. Br J Psychiatry, 135 ; 255–262, 1979.

25) Geddes, JR., Calabrese, JR., Goodwin, GM. Lamotrigine for treatment of bipolar depression : independent meta-analysis and meta-regression of individual patient data from five randomised trials. Br J Psychiatry, 194 (1) ; 4–9, 2009.

26) Miura, T., Noma, H., Furukawa, TA. et al. : Comparative efficacy and tolerability of pharmacological treatments in the maintenance treatment of bipolar disorder : a systematic review and network meta-analysis. Lancet Psychiatry, 1 (5) ; 351–359, 2014.

27) Terao, T., Ishida, A., Kimura, T. et al. : Preventive Effects of lamotrigine in bipolar II versus bipolar I disorder. J Clin Psychiatry, 78 (8) ; e1000–e1005, 2017.

28) Ohgami, H., Terao, T., Shiotsuki, I. et al. : Lithium levels in drinking water and risk of suicide. Br J Psychiatry, 194 (5) ; 464–465, 2009.

29) Ishii, N., Terao, T., Araki, Y. et al. : Low risk of male suicide and lithium in drinking water. J Clin Psychiatry, 76 (3) ; 319–326, 2015.

30) Shiotsuki, I., Terao, T., Ishii, N. et al. : Trace lithium is inversely associated with male suicide after adjustment of climatic factors. J Affect Disord, 189 ; 282–286, 2016.

31) Ishii, N., Terao, T. : Trace lithium and mental health. J Neural Transm (Vienna). 125 (2) ; 223–227, 2018.

32) Kessing, LV., Gerds, TA., Knudsen, NN. et al. : Association of lithium in drinking water with the incidence of dementia. JAMA Psychiatry, 74 (10) ; 1005–1010, 2017.

33) Kessing, LV., Søndergård, L., Forman, JL. et al. : Lithium treatment and risk of dementia. Arch Gen Psychiatry, 65 (11) ; 1331–1335, 2008.

34) Kessing, LV., Forman, JL., Andersen, PK. : Does lithium protect against dementia? Bipolar Disord, 12 (1) ; 87–94, 2010.

35) Gerhard, T., Devanand, DP., Huang, C. et al. : Lithium treatment and risk for dementia in adults with bipolar disorder : population-based cohort study. Br J Psychiatry, 207 (1) ; 46–51, 2015.

36) Nunes, PV., Forlenza, OV., Gattaz, WF. : Lithium and risk for Alzheimer's disease in elderly patients with bipolar disorder. Br J Psychiatry, 190 ; 359–360, 2007.

37) Forlenza, OV., Radanovic, M., Talib, LL. et al. : Clinical and biological effects of long-term lithium treatment in older adults with amnestic mild cognitive impairment : randomised clinical trial. Br J Psychiatry, 1–7, 2019.

38) Munkholm, K., Miskowiak, KW., Jacoby, AS. et al. : Glycogen synthase kinase-3 β activity and cognitive functioning in patients with bipolar I disorder. Eur Neuropsychopharmacol, 28 (3) ; 361-368, 2018.

39) Dandekar, MP., Valvassori, SS., Dal-Pont, GC. et al. : Glycogen synthase kinase-3 β as a putative therapeutic target for bipolar disorder. Curr Drug Metab, 19 (8) ; 663-673, 2018.

40) Jacoby, AS., Munkholm, K., Vinberg, M. et al. : Glycogen synthase kinase-3 β in patients with bipolar I disorder : results from a prospective study. Bipolar Disord, 18 (4) ; 334-341, 2016.

41) Phiel, CJ., Wilson, CA., Lee, VM. et al. : GSK-3alpha regulates production of Alzheimer's disease amyloid-beta peptides. Nature, 423 (6938) ; 435-439, 2003.

42) Terao, T., Abe, H., Abe, K. : Irreversible sinus node dysfunction induced by resumption of lithium therapy. Acta Psychiatr Scand, 93 (5) ; 407-408, 1996.

43) Katayama, Y., Terao, T., Kamei, K. et al. : Therapeutic window of lamotrigine for mood disorders : a naturalistic retrospective study. Pharmacopsychiatry, 47 (3) ; 111-114, 2014.

44) Kamei, K., Terao, T., Katayama, Y. et al. : A Predictive model of plasma lamotrigine levels. Pharmacopsychiatry, 49 (5) ; 182-185, 2016.

45) Yildiz, A., Nikodem, M., Vieta, E. et al. : A network meta-analysis on comparative efficacy and all-cause discontinuation of antimanic treatments in acute bipolar mania. Psychol Med, 45 (2) ; 299-317, 2015.

【第 6 章】

46) Datto, C., Pottorf, WJ., Feeley, L,. et al. : Bipolar II compared with bipolar I disorder : baseline characteristics and treatment response to quetiapine in a pooled analysis of five placebo-controlled clinical trials of acute bipolar depression. Ann Gen Psychiatry, 15-19, 2016.

47) Dell'Osso, B., Arici, C., Dobrea, C. et al. : Efficacy, tolerability, compliance, and quality of life of patients with mood disorders switched from quetiapine immediate release to extended release. Int Clin Psychopharmacol, 27 (6) ; 310-313, 2012.

48) Riesenberg, RA., Baldytcheva, I., Datto, C. : Self-reported sedation profile of quetiapine extended-release and quetiapine immediate-release during 6-day initial dose escalation in bipolar depression : a multicenter, randomized, double-blind, phase IV study. Clin Ther, 34 (11) ; 2202-2211, 2012.

49) McGirr, A., Vöhringer, PA., Ghaemi, SN. et al. : Safety and efficacy of adjunctive second-generation antidepressant therapy with a mood stabiliser or an atypical antipsychotic in acute bipolar depression : a systematic review and

meta-analysis of randomised placebo-controlled trials. Lancet Psychiatry, 3 (12) ; 1138-1146, 2016.

50) Kleindienst, N., Engel, R., Greil, W. : Which clinical factors predict response to prophylactic lithium? A systematic review for bipolar disorders. Bipolar Disord, 7 (5) ; 404-417, 2005.

51) Joas, E., Karanti, A., Song, J. et al. : Pharmacological treatment and risk of psychiatric hospital admission in bipolar disorder. Br J Psychiatry, 210 (3) ; 197-202, 2017.

52) Lähteenvuo, M., Tanskanen, A., Taipale H. et al. : Real-world effectiveness of pharmacologic treatments for the prevention of rehospitalization in a Finnish nationwide cohort of patients with bipolar disorder. JAMA Psychiatry, 75 (4) ; 347-355, 2018.

53) Berk, M., Daglas, R., Dandash, O. et al. : Quetiapine v. lithium in the maintenance phase following a first episode of mania : randomised controlled trial. Br J Psychiatry, 210 (6) ; 413-421, 2017.

54) Berk, M., Dandash, O., Daglas, R. et al. : Neuroprotection after a first episode of mania : a randomized controlled maintenance trial comparing the effects of lithium and quetiapine on grey and white matter volume. Transl Psychiatry, 7 (2) ; e1041, 2017.

55) Daglas, R., Cotton, SM., Allott, K. et al. : A single-blind, randomised controlled trial on the effects of lithium and quetiapine monotherapy on the trajectory of cognitive functioning in first episode mania : A 12-month follow-up study. Eur Psychiatry, 31 ; 20-28, 2016.

【第7章】

56) Wesseloo, R., Kamperman, AM., Munk-Olsen, T. et al. : Risk of postpartum relapse in bipolar disorder and postpartum psychosis : a systematic review and meta-analysis. Am J Psychiatry, 173 (2) ; 117-127, 2016.

57) Tomson, T., Battino, D., Bonizzoni, E. et al. : EURAP study group. dose-dependent teratogenicity of valproate in mono-and polytherapy : an observational study. Neurology, 85 (10) ; 866-872, 2015.

58) Tomson, T., Battino, D., Bonizzoni, E. et al. : EURAP study group. comparative risk of major congenital malformations with eight different antiepileptic drugs : a prospective cohort study of the EURAP registry. Lancet Neurol, 17 (6) ; 530-538, 2018.

59) Wesseloo, R., Liu, X., Clark, CT. et al. : Risk of postpartum episodes in women with bipolar disorder after lamotrigine or lithium use during pregnancy : A population-based cohort study. J Affect Disord, 218 ; 394-397, 2017.

【第 8 章】

60) Barbini, B., Benedetti, F., Colombo, C. et al.：Dark therapy for mania：a pilot study. Bipolar Disord, 7 (1)：98-101, 2005.

61) Henriksen, TE., Skrede, S., Fasmer, OB. et al.：Blue-blocking glasses as additive treatment for mania：a randomized placebo-controlled trial. Bipolar Disord, 18 (3)：221-232, 2016.

62) Hirakawa, H., Terao, T., Hatano, K. et al.：Relationship between ambient light and glucose metabolism in healthy subjects. BMC Neurosci, 19 (1)：44, 2018.

63) Shirahama, M., Terao, T., Hatano, K. et al.：Use of gray sunglasses to alleviate hypomanic state in two patients with bipolar II disorder. Bipolar Disord, 21 (2)：182-184, 2019.

64) Kohno, K., Terao, T., Hatano, K. et al.：Postcomparison of ［(18) F］ -fluorode-oxyglucose uptake in the brain after short-term bright light exposure and no intervention. Acta Psychiatr Scand, 134 (1)：65-72, 2016.

65) Terao, T., Hoaki, N.：Light can ameliorate low mood in healthy people. Psychopharmacology (Berl), 213 (4)：831, 2011.

66) Sakai, A., Terao, T., Kawano, N. et al.：Existential and mindfulness-based intervention to increase self-compassion in apparently healthy subjects (the EXMIND Study)：a randomized controlled trial. Front Psychiatry, 10：538, 2019.

索引

数字

Ⅰ型 8
Ⅱ型 8
3の法則
　→rule of three
10年経過 33

A to Z

ARB
　→アンギオテンシン受容体拮抗薬
Classicality 67, 68
Continuous Cycling（CC）パターン 67
dark therapy
　→暗闇療法
depression 3
D-M-Iパターン 67
DSM-Ⅲ 5
DSM-5 8
GSK-3
　→グリコーゲン合成酵素キナーゼ3
　　（glycogen synthase kinase-3）
ICD-10 5
M-D-Iパターン 67, 68
NSAIDs
　→非ステロイド性抗炎症
Pattern 67
Recurrence 67
rule of three（3の法則） 23
Soft Bipolar Spectrum
　→軽微双極スペクトラム
subclinical hypothyroidism
　→閾値下（もしくは潜在性）甲状腺機能
　　低下症

virtual darkness condition
　→サングラス療法

あ

青色光 75
アカシジア 59
アキスカル 6, 18
アジルバ 50
アセナピン 40, 60
アリピプラゾール 40, 59, 62
アンギオテンシン受容体拮抗薬（ARB）
50

い

萎縮 70
維持療法 66
易怒性 52
インダシン 50

う

右嗅球 79
うつ病 1, 2

え

エプスタイン奇形 46, 73
エンリッチメントデザイン 40

お

オランザピン 40, 59, 62, 63, 65, 68, 69
オルメテック 50
オレンジ色のレンズ 75

か

回復 29

過飲水 43
科学的根拠 84
ガミー 21
カルバマゼピン 39, 40, 52, 69
環境光 77
患者の個別性 81

き

記憶障害 43, 44
気質 6
気質の分布 26
季節性うつ病 79
基底状態 5, 6
気分 1, 37
気分安定薬 39
気分障害 1
気分障害の治療ガイドライン 62
気分の調整 80
急性中毒 47

く

クエチアピン 40, 59, 62, 63, 64, 65, 68, 69
暗闇療法（dark therapy） 75
グリコーゲン合成酵素キナーゼ3（glycogen synthase kinase-3：GSK-3） 44
グレーサングラス 78
クレペリン 4, 5

け

経過 29
軽躁病エピソード 1, 12
軽微双極スペクトラム（Soft Bipolar Spectrum） 25
血液透析 48
血中アンモニア 52
血糖値上昇 59
言語流暢性 70

こ

抗うつ薬 69
口渇 43
甲状腺機能低下 43
高照度光療法 79
抗てんかん薬 50, 52, 54, 73
高プロラクチン血症 59
興奮 52
古典的躁病 68
混合状態 31, 51
混合性の特徴を伴う 32

さ

催奇形性 46
再燃 82
再発 30, 82
再発回数 51
サングラス療法（virtual darkness condition） 75
三元論 5

し

閾値下（もしくは潜在性）甲状腺機能低下症（subclinical hypothyroidism） 44
自殺 2, 34
自殺念慮 28
脂質異常 59
舌のしびれ 60
実存的アプローチ 72, 81
実存的な関わり 82
死への恐怖 82
終結 66
重篤な薬疹 53
出産後 73
循環気質 6
循環精神病 4
焦燥感 51
焦燥気質 6
小脳虫部 77

条理　81, 82
食欲　59
食欲増加　59
徐脈　45, 46
自立支援医療　72
新クレペリン主義　18
人生　82
心臓の奇形　73
心的エネルギー水準　25
心理社会的治療　71

す

錐体外路症状　59
水道水のリチウム濃度　42
睡眠・覚醒リズム表　71, 80
スティーブンス・ジョンソン症候群
53, 57
ストール　22

せ

精神障害者に対する障害年金　72
精神障害者保健福祉手帳　72
精神通院医療費の公費負担　72
精神病性の特徴　10
舌下錠　60
セロクエル　64

そ

躁うつ病一元論　4
躁うつ病　1
双極1/4型障害　19
双極Ⅰ型障害　15, 16, 41
双極Ⅰ1/2型障害　19
双極Ⅱ型障害　16, 41, 54
双極Ⅱ1/2型障害　19
双極Ⅲ型障害　19
双極Ⅲ 1/2型障害　20
双極Ⅳ型障害　20
双極Ⅴ型障害　20

双極Ⅵ型障害　20
双極スペクトラム　18, 19
双極性感情障害　5
双極性障害　1, 4, 5
躁的因子　22, 24
躁病エピソード　1, 8
素質　6

た

体重増加　43, 59
多尿　43
単極性うつ病　4
単極性躁病　4, 16

ち

中毒濃度　47
重複型精神病　4

て

ディオバン　50
デイケアセンター　72
手指の微細な振戦　43

と

洞機能不全症候群　45, 46
糖尿病の増悪　59
トラフ値　49

な

内包　70

に

にがみ　60
二元論　4
入院　61
入院回数　67, 68
ニューロタン　50
妊娠　73
認知機能　70

認知行動療法 72
認知症 35, 44
妊婦 73

は

発症年齢 27, 67
発症率 2
発揚気質 6
パリペリドン 59
バルプロ酸 39, 40, 50, 68, 69
ハロペリドール 40

ひ

光の調整 80
非ステロイド性抗炎症薬（NSAIDs） 50
非定型抗精神病薬 58
ビプレッソ 64
病気の長期化 82

ふ

フェルデン 50
賦活症候群 28
不条理 81, 82
物質・医薬品誘発性の双極性障害 11
プラセボ 40
ブルーライト 75, 76, 77
ブロプレス 50

へ

ベンゾジアゼピン 69

ほ

ボルタレン 50

ま

マインドフルネス 72
マニー 3
慢性中毒 47

み

ミカルディス 50

め

メラトニン 75, 76, 77
メランコリー 3

ゆ

有効濃度 47, 49, 58

よ

抑うつエピソード 1, 14
抑うつ気質 6
予防効果 67

ら

ラピッドサイクラー 51, 52
ラモトリギン 39, 41, 54, 63, 65, 68, 69, 73
ラモトリギンの投与量予測式 58

り

リスペリドン 40, 59, 62
リチウム 37, 39, 40, 62, 63, 64, 65, 68, 69, 73
リチウム中毒 47
リワーク 72

れ

レボメプロマジン 40

ろ

ロキソニン 50

●著者

寺尾 岳（てらお たけし）

1960年1月10日生まれ，山口県宇部市出身
1985年3月 産業医科大学医学部卒業
1989年4月 産業医科大学医学部精神医学教室助手
1993年3月 日立製作所日立健康管理センターへ派遣（1年間）
1995年3月 産業医科大学医学部精神医学教室講師
1999年9月 英国オックスフォード大学医学部精神医学講座臨床精神薬理部門へ留学（1年間）
2000年10月 産業医科大学医学部精神医学教室助教授
2004年7月 大分大学医学部精神神経医学講座教授
現在に至る。

［所属学会］

International Society of Bipolar Disorders（member），日本精神神経学会（代議員），日本うつ病学会（理事），日本病跡学会（理事），日本臨床神経精神薬理学会（理事），日本生物学的精神医学会（評議員），日本神経精神薬理学会（評議員），日本精神科診断学会（評議員）

［編集活動］

日本臨床精神神経薬理学会の英文誌 Clinical Neuropsychopharmacology and Therapeutics（CNPT）のEditor-in-Chief

---

双極性障害の診かたと治しかた
科学的根拠に基づく入門書

2019 年 11 月 16 日　初版第 1 刷発行

著　者　寺尾 岳
発行者　石澤雄司
発行所　㈱星和書店
　　　　〒168-0074　東京都杉並区上高井戸 1-2-5
　　　　電話　03（3329）0031（営業部）／ 03（3329）0033（編集部）
　　　　FAX　03（5374）7186（営業部）／ 03（5374）7185（編集部）
　　　　http：//www.seiwa-pb.co.jp
印刷・製本　中央精版印刷株式会社

Ⓒ 2019 寺尾 岳／星和書店　　Printed in Japan　　ISBN978-4-7911-1037-7

・本書に掲載する著作物の複製権・翻訳権・上映権・譲渡権・公衆送信権（送信可能化権を含む）は（株）星和書店が保有します。

・|JCOPY| 〈（社）出版者著作権管理機構 委託出版物〉
本書の無断複製は著作権法上での例外を除き禁じられています。複製される場合は，そのつど事前に（社）出版者著作権管理機構（電話 03-3513-6969，
FAX 03-3513-6979, e-mail：info@jcopy.or.jp）の許諾を得てください。

バイポーラー（双極性障害）ワークブック 第2版

気分の変動をコントロールする方法

モニカ・ラミレツ・バスコ 著　野村総一郎 訳
A5判　352p　定価：本体 2,800円＋税

双極性障害による気分の変動を抑制する対処法を、認知療法的な手法を用いて分かりやすく解説。治療者にとっても、ご本人が使う自習書としても極めて役立つ書。内容がさらに充実した第2版の全訳。

双極性障害の対人関係社会リズム療法

臨床家とクライアントのための実践ガイド

エレン・フランク 著　阿部又一郎 監訳
大賀健太郎 監修　大賀健太郎，霜山孝子，阿部又一郎 訳
A5判　384p　定価：本体 3,500円＋税

対人関係社会リズム療法は、対人関係療法と社会リズム療法を統合し、双極性障害の治療法としてエレン・フランクが開発した。薬物療法と併用しても単独で施行してもきわめて効果的な治療法。

双極うつ病

包括的なガイド

リフ・S・エル‐マラーク，S・ナシア・ガミー 編
田島治，佐藤美奈子 訳
A5判　312p　定価：本体 3,500円＋税

うつ病は、双極性障害で最も多くみられるが、正確に診断することは難しい。本書は、双極うつ病と単極うつ病の診断モデル、誤診と過剰診断、ADHDとの鑑別など臨床家が知りたい情報を提供。

発行：星和書店　http://www.seiwa-pb.co.jp

WFSBP（生物学的精神医学会世界連合）版

双極性障害の
生物学的治療ガイドライン：
双極性うつ病急性期の治療

H.Grunze, E.Vieta, G.M.Goodwin 他 著
山田和男（東京女子医科大学 東医療センター 精神科 教授）訳
B5判　72p　定価：本体 1,600円＋税

WFSBP（生物学的精神医学会世界連合）版

双極性障害の
生物学的治療ガイドライン：
躁病急性期の治療

H.Grunze, E.Vieta, G.M.Goodwin 他 著
山田和男（東京女子医科大学 東医療センター 精神科 教授）訳
B5判　80p　定価：本体 1,600円＋税

うつ病診療における精神療法：
10分間で何ができるか

中村敬 編
座談会：中村　敬，天笠　崇，須賀英道
執筆者：中村　敬，井原　裕，天笠　崇，近藤真前，傳田健三
　　　　新村秀人，須賀英道，大野　裕，菊地俊暁，神人　蘭
　　　　岡本泰昌，的場文子，米田衆介，平田亮人，岡島由佳
　　　　岩波　明，樋之口潤一郎
A5判　248p　定価：本体 2,200円＋税

発行：星和書店　http://www.seiwa-pb.co.jp

双極性障がい（躁うつ病）と共に生きる

病と上手につき合い幸せで楽しい人生をおくるコツ

加藤伸輔 著
四六判　208p　定価：本体 1,500円＋税

繰り返す「うつ」はうつ病でなく双極性障がいかもしれない。双極性障がいと診断されるまで 13 年を要した著者が実体験をもとに、その症状や治療、障がいと上手につき合っていくコツなどを伝える。

ママは躁うつ病
んでもって娘は統合失調症デス

文月ふう 著
四六判　272p　定価：本体 1,600円＋税

漫画でジェットコースターのような波乱に満ちた躁うつ病の闘病体験、躁うつ病の母（著者自身）と統合失調症の娘との関わりをつづった。診察場面の描写や、主治医による専門用語の解説で病への理解が深まる。

きょうのお母さんはマル、お母さんはバツ

双極性障害の親をもつ子どもにおくる応援メッセージ

肥田裕久 監修　雨こんこん 文　はにゅうだゆうこ 絵
B5判　76p　定価：本体 1,200円＋税

本書は、双極性障害の親をもつ子どもに向けて書かれた絵本です。子どもに対する心理的ケアに役立ちます。患者さんや子どもだけでなく、周囲の方々、医療従事者や学校関係者など、支援者にも読んでほしい一冊です。

発行：星和書店　http://www.seiwa-pb.co.jp